医師のオーダーに関する**?**を**根拠**で解決

「先生、どうしてこの指示なんですか?」

編集 織田　順／佐伯悦彦

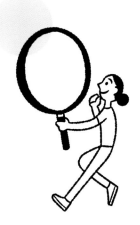

照林社

はじめに

　医療者がそれぞれの専門性をもって協働し、患者さんをよりよくしていく「チーム医療」が強調されて久しいですが、現在も続く新型コロナウイルス感染症のまん延に、まさに医療者みんなで立ち向かっています。本書の編集はそのような時期に進められました。

　さて、入院診療は医師のオーダー(指示)から動き始めることが多く、何を根拠にオーダーが出されたのかを知ることは、オーダーの受け手の納得や多職種協働に役立つことは間違いないでしょう。しかし本書では、もう一歩も二歩も踏み込んで、医師のオーダーを入り口として、"患者さんの身体のなかで起こっていることを、さらに深く理解すること"をめざしています。

　病気やけがでは、①「病因(病気やけが)があって」→②「生体の反応(炎症や臓器不全)を生じて」→③「検査や観察所見、訴えなどに表れる」という現象が、この順に起こっているといえます。しかし、私たち医療者は、目で見たり感じたりできる③から、目に見えない②、さらに①へと逆の順序で推論を重ねて、②を制御しつつ、①の根本治療をめざします。治療薬剤や処置、手術なども時に侵襲となって②を生じ、③を変化させるのがやっかいなところで、これは術後管理などにみて取れます。いずれにせよ、日々のケアのなかでとらえることのできる③は、治療を決定するための貴重な情報源となります。

　また大事なのは、この③が刻々と変化することです。これは②や、時として①に、よいほうにも悪いほうにも変動があったという根拠になります。この変化をドクターコールの値でとらえたり、さらにはオーダー変更で対処したりするわけです。

　本書には、この考え方のエッセンスやヒントがたくさんちりばめられています。看護の仕事に熱心な人ほど、自らの学び、業務改善、後進の指導などに悩まれることも多いでしょう。本書をうまく活用して、よりよいケアに役立てていただければと思います。

2021年7月

東京医科大学 救急・災害医学分野 主任教授
同大学病院 救命救急センター長

織田　順

編集にあたって

皆さんは、医師のオーダーの根拠を常に確認・共有していますか？

　オーダー（指示）の根拠を共有することは、医師を含む多職種を理解するだけでなく、看護師がフィジカルアセスメントする際の思考を広げ、患者さんやご家族への理解を深めるということです。多職種の思考が連携することで、患者さんやご家族へ提供される医療の質が高まるのです。

　医師からの指示は、口頭や電子カルテなど、さまざまな形式で出されます。口頭であれば、その場で聞いて確認できますが、リモート（遠隔）で、電子カルテ上で飛び交う指示を読み取るには、看護師も医師の基本的な思考を理解しておく必要があります。本書は、多様な形式で出される医師の指示を理解し、解釈の違いから生まれるリスクを回避し、状態に応じた的確なケア実践につなげるツールとなるでしょう。

　ただし、本書を読まれた皆さんが「たぶん、……だからだろう」と自己解釈してしまうことは危険です。本書で学んだ指示の根拠を医師に確認していくことで、相互の信頼関係が構築されます。

　医学や看護学は現在進行形です。もっとよい方法はないか、どうすればよいか、本当は「こうじゃないか」「ああじゃないか」と、互いの頭のなかを言葉で伝えあうことが何よりも大切です。本書は、多職種の思考の可視化とコミュニケーションを深め、地域包括的に患者さんやご家族への組織的なかかわりと、その質向上に寄与するでしょう。

　看護師教育においても、医師の指示に関連した教育・指導場面は少なくありません。教える立場になったとき、または教える立場にある看護師の皆さんにも、本書がその一助になると思います。

　本書が、さまざまな場面でアサーティブなコミュニケーションのきっかけとなり、患者さんやご家族へ安全で質の高い医療提供につながっていくことを期待します。

　最後に、頭のなかをわかりやすく開示いただきました先生方に心より感謝申し上げます。

2021年7月

東京医科大学病院 救命救急センター・EICU
看護師長、救急看護認定看護師

佐伯悦彦

CONTENTS

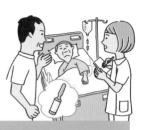

Part **1** 全科共通で知りたい
医師のオーダーに関するギモン

急変時

家族ケア

退院・転院・地域連携・在宅ケア

その他

Part
2

病棟別で知りたい
医師のオーダーに関するギモン

外科・ICU

装丁：ビーワークス
カバーイラストレーション：高橋マサエ
本文イラストレーション：島内美和子
本文デザイン：林 慎悟
DTP 制作：明昌堂

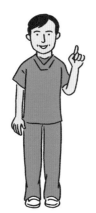

編著者一覧

● **編集**

織田　順　　東京医科大学 救急・災害医学分野 主任教授／同大学病院 救命救急センター長

佐伯悦彦　　東京医科大学病院 救命救急センター・EICU 看護師長、救急看護認定看護師

● **執筆**（五十音順）

会田健太　　東京医科大学 救急・災害医学分野 助教

東　一成　　医療法人社団 親樹会 恵泉クリニック／東京医科大学 救急・災害医学分野 兼任講師

石井友理　　東京医科大学 救急・災害医学分野 助教

石上雄太　　東京医科大学 救急・災害医学分野 助教

入方祐樹　　東京医科大学病院 心臓血管外科

奥村栄太郎　東京医科大学八王子医療センター 脳神経外科 助教

奥村滋邦　　東京医科大学病院 救命救急センター

木村一馬　　東京医科大学病院 救命救急センター

小堀文正　　船橋市立医療センター 麻酔科・集中治療部

小松祐美　　東京警察病院 救急科

齋藤大之　　東京医科大学病院 救命救急センター

櫻井雅子　　東京医科大学 救急・災害医学分野 助教

澤畠摩那　　東京医科大学病院 救命救急センター

島村亮助　　東京医科大学病院 救命救急センター

下山京一郎　東京医科大学 救急・災害医学分野 助教

鈴木彰二　　東京医科大学 救急・災害医学分野 助教

添田　博　　東京医科大学病院 感染制御部・薬剤部

谷野雄亮　　東京医科大学 救急・災害医学分野 助教

刀禰館英久　東京医科大学病院 救命救急センター

中村俊貴　　東京医科大学病院 救命救急センター

西山裕木　　東京医科大学病院 救命救急センター

野中勇志　　椿クリニック 院長／東京医科大学 救急・災害医学分野 兼任助教

平山　優　　東京医科大学 救急・災害医学分野 助教

藤川　翼　　東京医科大学 救急・災害医学分野 助教

三井太智　　山梨県立中央病院 高度救命救急センター

三浪陽介　　日本赤十字社 武蔵野赤十字病院 救命救急センター

本橋直樹　　独立行政法人 国立病院機構 静岡医療センター 外科

森永顕太郎　東京医科大学 救急・災害医学分野 助教

米山沙恵子　東京医科大学病院 救命救急センター

（2021年7月現在）

Part
1

全科共通

で知りたい
医師のオーダーに
関するギモン

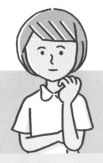

疼痛管理・せん妄

感染管理・体温管理

循環・呼吸・術後管理

栄養管理・血糖コントロールほか

急変時

家族ケア

退院・転院・地域連携・在宅ケア

その他

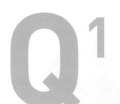
Q1 鎮痛薬はどのような使い分けで指示されているの?

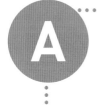

A 痛みの性状を評価し、鎮痛薬の特徴や副作用・禁忌を考慮して使用します。

事例紹介

患者さんによって鎮痛薬の指示が違う……。いろいろな鎮痛薬を医師は患者さんに合わせてどのように決めているのだろう?

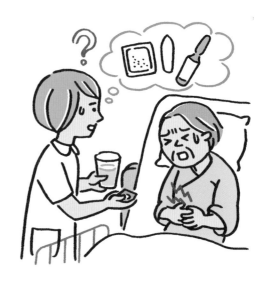

 おさえておきたい知識

鎮痛薬の投与前に知っておきたい知識

医師の実際の処方例を提示する前に、知っておいてほしい薬剤の吸収速度、バイオアベイラビリティ、マルチモーダル鎮痛法に関して解説します。

1. 吸収速度

薬剤の吸収速度は投与経路によって異なり、一般的に静脈内投与＞経肛門(直腸内)投与＞経口投与の順で速いです。したがって薬剤の剤形によって、鎮痛効果に大きな違いはなくても、効果が現れる時間には差が出ます。

▼ 投与方法の違いによる薬剤の効き方（イメージ）

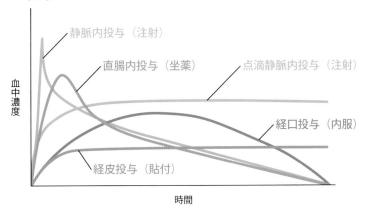

※同じ成分でも、必ずしも最高血中濃度到達時間がこの図の順番にならないことがある

平原康寿，平原瑠衣子：患者が「鎮痛薬は内服より坐剤や注射がいい」と言う．効き方に何か違いはあるの？．柳田俊彦編，特集 くすりの完全解決Q&A，エキスパートナース 2021；37（2）：26.　をもとに作成

2. バイオアベイラビリティ

投与された薬剤のうち、どれだけの量が血中に入って身体に作用するかの指標です。

例えば、薬剤が静脈内投与される場合、バイオアベイラビリティは100％になります。経口、経肛門から投与される場合は、血中に至るまでに吸収効率や代謝（肝臓などで）の影響を受けるため、そのぶんバイオアベイラビリティは低下します。

3. マルチモーダル鎮痛法

マルチモーダル鎮痛法とは、複数の鎮痛法や鎮痛薬を組み合わせることです。それぞれの鎮痛薬の必要量を減らすことができ、副作用の軽減と、より効果的な鎮痛が可能になります。痛みや副作用が強い場合に、この方法を考慮します。

臨床でよく使われる鎮痛薬の特徴

1. アセトアミノフェン

アセトアミノフェンは、副作用が少なく最も使用しやすい薬剤で、妊婦・小児にも使用可能です。鎮痛・解熱作用はありますが、抗炎症作用はありません。

2. NSAIDs

非ステロイド抗炎症薬（NSAIDs）は、一般的に使用されている薬剤ですが、副作用も多いので注意が必要です。鎮痛・解熱・抗炎症作用があります。

アスピリン喘息（喘息を誘発してしまう可能性がある）、妊婦（胎児に悪影響を与える可能性がある）には禁忌です。そのほか、インフルエンザ患者（インフルエンザ脳症を発症する可能性がある）には使用すべきではありません。

3. オピオイド拮抗性鎮痛薬

麻薬のような取り扱い上の煩雑さがなく、鎮痛作用も強く緊急時に使用しやすい薬剤です。オピオイド（医療用麻薬）の拮抗作用があるため、オピオイドを使っている・使う予定の患者には使いづらいです。

また、有効限界（天井効果）があるので、強い痛みには使いづらいです。

4. オピオイド

強い痛みに使用します。痛みがコントロールされない限り、投与量は上限なく使用できます。ただし、副作用も多いので注意が必要です。

オピオイドは医療用麻薬なので、取り扱いにも注意します。具体的には、管理、保管、廃棄、処方箋に特別な注意が必要です。

1）モルヒネ

腎障害があると、活性のある代謝産物が蓄

積されてしまうので、減量が必要です。

２）フェンタニル

　鎮痛作用はモルヒネの約100倍です。速効性があり、血行動態に作用しづらく、集中治療室（ICU）で使われることが多いです。

　活性のある代謝産物が産生されないため、

臓器障害によって、作用時間が延長してしまうことが少ないです。

５．その他（ケタミン）

　呼吸抑制を起こさずに鎮静作用があります。交感神経の活性化作用により、血圧上昇、頻脈が出現することがあります。

医師のアタマにあるオーダーの「根拠」

投与経路による使い分け

　患者の痛みがとても強いようであれば、速く確実に効果が期待できる静脈内投与を選択します。ほどほどの速さで効果を期待するのであれば坐薬です。そこまで急がないようでしたら、経口薬を選びます。患者によっては、点滴や坐薬に嫌悪感がある人もいるので、投与経路の確認も忘れずに行いましょう。

薬剤の種類による使い分け

　鎮痛薬の第一選択は、アセトアミノフェンとなることが多いです。副作用や他の薬剤との相互作用が少なく、小児・妊婦にも使用可能であり、迷ったらこの薬剤を選択しておけば無難です。

　抗炎症作用があるNSAIDsもよく使用されます。ただし、腎障害や喘息、胃潰瘍のある患者には使用しないよう気をつけましょう。NSAIDsの主な特徴としては、例えばアスピリン（バファリン）は用量で目的が異なり、解熱鎮痛目的であれば高用量ですが、抗血小板

作用目的では低用量になります。そのほか、ジクロフェナク（ボルタレン®）は作用が強く、セレコキシブ（セレコックス®）は胃潰瘍の副作用が少ない、注射薬として使用したければフルルビプロフェン（ロピオン®）を選択する、といった特徴があります。

　アセトアミノフェン、NSAIDsでも効かない場合、外来や一般病棟ではオピオイド拮抗性鎮痛薬が選ばれることが多いです。さらに強い痛みに対して、ICU・手術室・緩和ケア病棟ではオピオイドが使われることもあります。

鎮痛法による使い分け

　強い痛みに対して重要なことは、マルチモーダル鎮痛法を検討することです。例えば、アセトアミノフェンで効果が不十分なときに、アセトアミノフェンを中止するのではなく、アセトアミノフェン＋NSAIDsやアセトアミノフェン＋オピオイド拮抗性鎮痛薬のように異なる薬剤を足していくことで、より効果的な鎮痛を得られます。

ケアにつなげる！

痛みを適切に評価する

　患者とコミュニケーションがとれる場合は、視覚アナログスケール（VAS）、数値評価スケール（NRS）、口頭式評価スケール

（VRS）を用いて評価していきます。特に小児には、表情評価スケール（FRS）が有用です。

　患者とコミュニケーションがとれない場合は、クリティカルケア疼痛観察ツール

▼ 鎮痛薬の主な種類と副作用

一般名		代表的な商品名	副作用
アセトアミノフェン		・アセリオ® ・アンヒバ® ・カロナール®	肝障害
非ステロイド抗炎症薬（NSAIDs）	アスピリン	・アスピリン	胃潰瘍、腎障害、血小板凝集抑制、血圧低下
	イブプロフェン	・ブルフェン®	
	ジクロフェナク	・ボルタレン®	
	セレコキシブ	・セレコックス®	
	エトドラク	・ハイペン®	
	アスピリン	・バファリン	
	ロキソプロフェン	・ロキソニン®	
	フルルビプロフェンアキセチル	・ロピオン®	
オピオイド拮抗性鎮痛薬	ブプレノルフィン	・ノルスパン® ・レペタン®	血圧低下、悪心・嘔吐
	ペンタゾシン	・ソセゴン®	交感神経刺激作用
オピオイド	フェンタニル	・ラフェンタ® ・デュロテップ®	鎮静、呼吸抑制、腸管蠕動低下、悪心・嘔吐、便秘、徐脈
	モルヒネ	・アンペック® ・オプソ®	鎮静、呼吸抑制、腸管蠕動低下、悪心・嘔吐、便秘、瘙痒感
その他	ケタミン	・ケタラール®	交感神経刺激作用、気道分泌物増加、悪夢

（CPOT）、特に人工呼吸器管理中では行動鎮痛スケール（BPS）を用いて評価します。

　1回の評価で終わりにするのではなく、繰り返し評価し、改善しているのか、悪化しているのかを評価することが重要です。

＊

　鎮痛薬の投与で一番大切なことは、痛みの感じ方・鎮痛効果には個人差があるということです。ベッドサイドに行き、患者の訴えに耳を傾けてください。意思疎通が難しい患者の場合は、表情などを観察してみましょう。よりよい鎮痛はそこから始まります。

（小堀文正）

文献
1）大野博司：ICU/CCUの薬の考え方、使い方 ver.2. 中外医学社，東京，2016：25-46.
2）清水敬樹：ICU実践ハンドブック 病態ごとの治療・管理の進め方. 羊土社，東京，2015：244-247.
3）平岡栄治，則末泰博，藤谷茂樹：重症患者管理マニュアル. メディカルサイエンスインターナショナル，東京，2018：36-40.

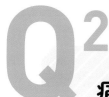

痛がっているのに、なぜこの患者の鎮痛薬は6時間あける必要があるの?

A 鎮痛薬は過量投与になりやすいため、投与間隔を守ることで副作用を防ぎます。

事例紹介

①看護師「先生、痛みが強そうなので、次の痛み止めを投与していいですか?」
医師「まだ前回投与から6時間経っていないから、様子みて」

②「痛がっているし、もう前回の痛み止めの効果も切れていそう……」

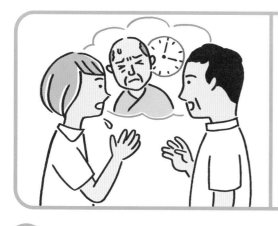 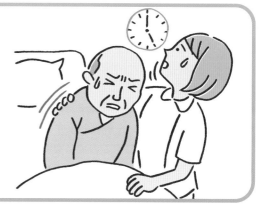

 おさえておきたい知識

薬物動態を理解する

　薬剤は、成分が体内へ吸収され、血中濃度がある一定の濃度を超えることで、初めて効果を発揮します。この血中濃度のことを有効血中濃度といいます。血中濃度が達した後は体内で代謝・排泄され、有効血中濃度を下回ったとき効果は消失します。薬剤の代謝・

排泄されるスピードを表す指標として、血中濃度が1/2になる時間である血中濃度半減期（T1/2）という言葉がしばしば用いられます。

　もちろん、薬剤の効果がなくても、あるいは切れてしまったとしても、血中には、ある一定濃度の薬物が存在します。そのことを考えず、短時間で複数回投与を行うと、薬物の効果は再度得られるものの、意図せずして過量投与となり、副作用のリスクが増大する恐れがあります。

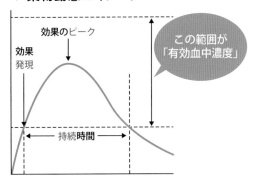

▼ 薬物動態のイメージ

効果のピーク

効果発現

この範囲が「有効血中濃度」

持続時間

医師のアタマにあるオーダーの「根拠」

投与間隔を守ることで過量投与を防ぐ

　薬物動態を考えると、鎮痛薬も例外ではありません。非オピオイド鎮痛薬は、いずれも「投与間隔は4〜6時間以上」と添付文書上で記載されています。これは鎮痛効果が弱まった際、短時間で再投与することで起こる過量投与を防ぐためです。

　例えばNSAIDsは、副作用として消化性潰瘍やアスピリン喘息、腎障害があり、アセトアミノフェンでは過量投与により肝障害を引き起こします。オピオイドに関しても、副作用として呼吸抑制、催眠作用（傾眠）、便秘などがあります。そのため、鎮痛効果の有無にかかわらず、過量投与を避けるために再投与は6時間以上あけて行う必要があります。

　このように鎮痛薬を使用する際は、単に痛みを除去するだけでなく、意図せず過量投与となりやすい点を考慮し、副作用の出現がないことを確認しつつ慎重に投与すべきです。また、このような過量投与による副作用の出現を防ぐ方法として、異なる作用機序の鎮痛薬を併用する方法（マルチモーダル鎮痛法）Q 1 もあります。現行の鎮痛薬では効果が乏しい場合、他の鎮痛薬を併用することで、単一の鎮痛薬の過量投与を避けながら、より多くの鎮痛効果を得られる可能性があります。

（木村一馬）

▼ 鎮痛薬における効果・毒性発現のイメージ

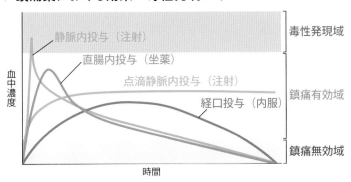

静脈内投与（注射）

直腸内投与（坐薬）

点滴静脈内投与（注射）

経口投与（内服）

血中濃度

時間

毒性発現域

鎮痛有効域

鎮痛無効域

過量投与になると、副作用リスクが増大！
・消化性潰瘍　・呼吸抑制
・アスピリン喘息　・傾眠
・腎・肝障害　・便秘　など

文献
1）鈴木武士編：疼痛，興奮，せん妄に用いる薬物の薬理学 それぞれの薬物を有効に使用するために．INTENSIVIST 2014；6（1）：22-27.
2）井上荘一郎，竹内護編：ICUにおける痛みの治療 まずはオピオイドによる鎮痛を．INTENSIVIST 2014；6（1）：35-41.
3）日本集中治療医学会教育委員会編：日本集中治療医学会専門医テキスト 第3版．真興交易医書出版部，東京，2019：420-423.

アセリオ®(鎮痛薬)の投与時間はなぜ「15分」と指示があるの?

A 副作用を防ぎつつ、最も早く、かつ長く薬剤を作用させるために、15分で投与します。

事例紹介

点滴で痛み止めを投与している患者さん。アセリオ®を15分で投与するよう指示があった。

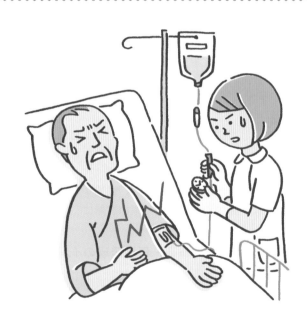

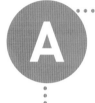 **医師のアタマにあるオーダーの「根拠」**

臨床でよく使う鎮痛薬
アセトアミノフェン

　アセリオ®は、アセトアミノフェンの商品名であり、解熱・鎮痛効果を発揮します。また、鎮痛薬のなかでも非オピオイド鎮痛薬に分類されます。アセトアミノフェンは同じく

非オピオイド鎮痛薬であるNSAIDsと比較して、副作用や適応禁忌が少ないことが最大の特徴であり、妊婦や小児の解熱・鎮痛薬としても幅広く使用されています。

　作用機序としては、主に視床下部の体温調節中枢に作用し、皮膚血管を拡張させること

▼ アセトアミノフェンとNSAIDsの違い

		アセトアミノフェン	非ステロイド抗炎症薬（NSAIDs）
解熱作用		○	○
鎮痛作用		○	○
抗炎症作用		×	○
副作用		肝障害	消化性潰瘍、NSAIDs過敏喘息、腎障害
代表的な商品名	内服	カロナール®、アンヒバ®など	ロキソニン、ボルタレン、セレコックス®など
	静注	アセリオ®	ロピオン®

谷崎隆太郎：一歩進んだ臨床判断 第5回エビデンスに基づいた解熱鎮痛薬の使い方. 週刊医学界新聞 2019；3328：5. より引用

で解熱作用を示し、また視床と大脳皮質の痛覚閾値を上昇させ、鎮痛作用を示します。NSAIDsとは異なりCOX阻害作用（炎症や痛みの原因となる物質であるプロスタグランジンを産生するのに必要なCOXと呼ばれる酵素を阻害する作用）はないため、抗炎症作用はありません。

そのほかの利点として、最大量が4,000mg／日と多く、他の薬剤と比較し増量しやすい点や、バイオアベイラビリティがきわめて高く、内服・坐薬・点滴すべての投与方法において同等の解熱・鎮痛効果を発揮する点などがあり、治療の第一選択薬となりやすい薬剤です Q1 。しかし過量投与（1,500mgを超す高用量での長期投与）すると肝障害を生じやすく、高用量の投与時は注意が必要です。

速すぎても遅すぎてもダメな理由

アセリオ®はアセトアミノフェン1,000mg静注製剤であり、その投与時間は添付文書上、「15分かけて」と定められています。この「15分」という時間には大きな意味があります。

仮に急速投与（5分程度で投与）した場合、副作用として皮膚血管の拡張が急激に起こり、血圧低下を起こすことが海外で報告されています。さらに、急激に血中濃度が上昇する影響で代謝・排泄時間も早まり、通常2〜4時間とされている効果発現時間がより短くなってしまいます。

一方で、より時間をかけ過ぎて投与すると、今度は薬剤の有効血中濃度 Q2 に達する前に代謝・排泄が始まり、効果が弱まってしまう可能性があります。

実際にアセトアミノフェンの投与時間を比べた血中濃度のデータによると、有効血中濃度を確実に超えるような投与時間は、30分以内の投与であるとされています。薬剤投与は、薬剤が副作用を起こすことなく有効血中濃度に達する時間を早め、またその有効血中濃度を長く維持することが重要であり、アセリオ®の投与時間はそれを考慮した結果、「15分かけて」投与する方法が最も有効とされています。

（木村一馬）

文献
1）鈴木武士編：疼痛，興奮，せん妄に用いる薬物の薬理学：それぞれの薬物を有効に使用するために. INTENSIVIST 2014；6（1）：22-27.
2）井上荘一郎，竹内護編：ICUにおける痛みの治療：まずはオピオイドによる鎮痛を. INTENSIVIST 2014；6（1）：35-41.
3）日本集中治療医学会教育委員会編：日本集中治療医学会専門医テキスト 第3版. 真興交易医書出版部，東京，2019：420-423.

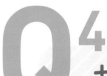

Q4

せん妄の予防として、ロゼレム®、
ベルソムラ®の処方指示。
なぜ、せん妄なのに
睡眠薬が投与されるの?

A 睡眠薬により夜間の睡眠を十分とることで、日中の覚醒も改善されます。夜しっかり寝て、昼間にきちんと起きることで、睡眠と覚醒のスイッチの切り替えが改善され、せん妄の予防につながります。

事例紹介

①せん妄リスクのある高齢患者さんに、抗精神病薬ではなく、なぜか睡眠薬の処方が出た。

②睡眠薬で夜はぐっすり眠れるようになったけれど、これでせん妄予防にもつながるの?

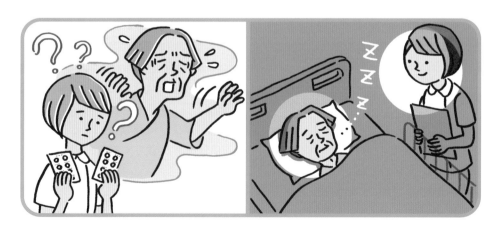

おさえておきたい知識

■ せん妄は睡眠と深い関係がある

1. せん妄発症は覚醒度と関係する

入院病棟では、患者の家族から「入院前は普通だったのに、入院したら変なことを言っている。ぼけてしまったのでは？」と言われることがよくあります。このような場合、医師に相談すると多くのケースがせん妄と診断されます。特に高齢や認知症の患者では、よくみられる状況です。

せん妄とは、「時間、または日単位で変動する認知機能の低下を伴う意識障害」[1]と定義され、意識障害の一種となります。要は"病的な寝ぼけ"の状態と考えられています。

せん妄は私たちの日常でもみられることがあります。例えば、私たちが旅行に出かけて夜になんとなく目が覚めると、普段と天井の景色が違い、一瞬何とも言えない不安な感じを体験することがあります。また、うたた寝しているときに突然起こされると、夢と現実の区別がうまくつかなくなり、普段の自分では言わないような、おかしな発言をしてしまうことがあります。これらの感覚が、私たちの体験できるせん妄なのです。

このような状態は、睡眠から覚醒に移行する際や、反対に覚醒から睡眠に移行する際など、覚醒度が不安定なときに起こりやすくなります。私たちは通常、睡眠と覚醒のスイッチの切り替えが良好です。そのため、このような体験をしてもすぐに覚醒し、安定するため、これらの感覚が持続することはありません。では、入院中の患者や高齢者では、なぜせん妄が持続し、治療が必要になるのでしょうか。

2. 入院患者は覚醒度が低下しやすい

意識、覚醒度と時間経過および、せん妄の関係を図に示します。意識、覚醒度で考えるとジャパンコーマスケール（JCS）Ⅰ-1〜Ⅱ-30程度の清明度は、せん妄が顕在化しやすい意識レベルと言えます[2]。私たちも日常生活において、睡眠直前と起床直後はこの覚醒度になります。つまり、健常人でもせん妄を発症するリスクがあります。

入院患者や高齢者では、下図に示すように何らかの理由により、この覚醒度のすみやかな上昇が妨げられてしまいます。例えばICUであれば、鎮静薬の使用や頭蓋内疾患による意識障害などが挙げられます。また、高齢者

▼ 1日の覚醒度とJCSからみたせん妄発症リスク

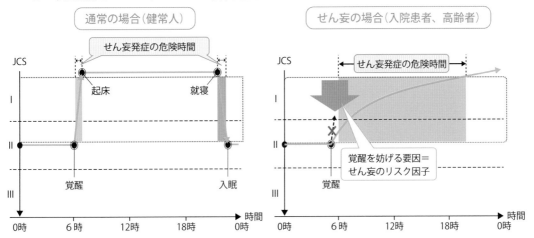

や認知症の患者では、もともと睡眠と覚醒のスイッチのはたらきが加齢により悪くなります。日中には何度も短時間の睡眠を繰り返し、夜も浅く短時間の睡眠を繰り返します。そのため、1日を通して覚醒度が低下する傾向がみられます。特に入院中は、普段と睡眠環境が異なるために熟睡できず、日中も眠気により覚醒度が低下しやすくなります。これらの要因により、せん妄を発症しやすい状況がつくられてしまうのです。

 ## 医師のアタマにあるオーダーの「根拠」

睡眠・覚醒スイッチを改善させる治療

上述のように、せん妄を予防するには、睡眠と覚醒のスイッチを改善する必要があります。この方法には、環境の調整を行う「非薬物療法」と、薬剤を使用する「薬物療法」の2つがあります。

1．せん妄に対する非薬物療法

非薬物療法は、日中の覚醒度を上げるために、日中に日光などのまぶしい光を当てることや、積極的にリハビリテーション（以下、リハビリ）を行うことなどが挙げられます。

2．せん妄に対する薬物療法

薬物療法では、日中の覚醒度を上げる医薬品は現在のところ存在しません。そのため、夜間に十分な睡眠をとり、日中の覚醒度を改善させる目的で睡眠薬が使用されます。

睡眠薬は大きく3種類に分けられます。

1）ベンゾジアゼピン系睡眠薬

1つはGABA受容体に作用するベンゾジアゼピン系（BZ系）睡眠薬です。ほとんどの睡眠薬がこのBZ系睡眠薬に分類されます。しかし、BZ系睡眠薬はそれ自体にせん妄を誘発するリスクがあります。そのため、せん妄発症リスクの高い患者のせん妄予防には使用できません。

2）メラトニン受容体作動薬

メラトニン受容体は体内時計を調整する受容体であり、この部分に作用する薬剤がラメルテオン（ロゼレム®）です。ラメルテオンは体内時計のはたらきの乱れを改善するため、せん妄予防に適した睡眠薬と考えられており、予防効果も報告されています[3]。

3）オレキシン受容体拮抗薬

オレキシン受容体は睡眠中枢と考えられており、スボレキサント（ベルソムラ®）やレンボレキサント（デエビゴ®）は、オレキシン受容体に作用することで睡眠と覚醒のスイッチを切り換え、睡眠を促します。こちらもせん妄の予防に適した睡眠薬で、実際の予防効果も報告されています[4]。

このメラトニン、オレキシンに作用する薬剤は、BZ系睡眠薬で指摘されているせん妄を誘発するリスクがない点からも、せん妄の予防のための睡眠薬として頻用されています。

（東　一成）

文献

1）日本精神神経学会監修：DSM-5 精神疾患の診断・統計マニュアル. 医学書院, 東京, 2014.

2）三好功峰, 黒田重利編集：臨床精神医学講座第10巻 器質・症状性精神障害. 中山書店, 東京, 1997：11.

3）Hatta K, Kishi Y, Wada K, et al. Preventive effects of ramelteon on delirium: a randomized placebo-controlled trial. *JAMA psychiatry* 2014；71：397-403.

4）Azuma K, Takaesu Y, Soeda H, et al. Ability of suvorexant to prevent delirium in patients in the intensive care unit: a randomized controlled trial. *Acute Med Surg* 2018；5：362-368.

抗菌薬の変更指示は、何をみてタイミングを決めているの？その理由は？

A 投与している抗菌薬が効いていないのでもっと強い抗菌薬にしたいとき、もしくはもっと弱い抗菌薬にしてもいいときです。

事例紹介

数日前にショックで入院してきた患者さん。タゾバクタム・ピペラシリン(TAZ／PIPC、ゾシン®)を使って安定しているように見えるけれど、なぜこのタイミングで抗菌薬を変更するの？

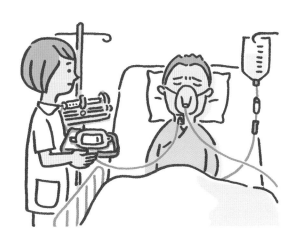

 医師のアタマにあるオーダーの「根拠」

　抗菌薬を変更するタイミングは、薬剤の強度を上げる場合、もしくは下げる場合になります。臨床ではどちらかというと、後者のほうが多いでしょう。

　抗菌薬はそれぞれ、病原微生物の"どの種類にどのくらい有効か"という範囲をもっており、それをスペクトラムといいます。抗菌薬を用いた治療では、入院時に採取した血液・尿・痰などから、どのような菌が原因か、どの抗菌薬が効果があるのかを確かめます。よりスペクトラムの狭い抗菌薬でもよいとわかれば、弱い抗菌薬に変更します(de-escalation)。また、同等のスペクトラムでも、より毒性の少ないものが使用可能であれば変更します。

13

抗菌薬を使用する前、治療を始めるタイミングで、痰・尿・血液の培養のいずれか、もしくはすべてを採取しているはずですが、最初は患者が何の感染症か、原因となる細菌に当たりをつけて、抗菌薬投与を開始することになります。その後、翌日か翌々日にはおおよその菌のカテゴリーがわかり、さらにその後に菌名が判明します。

▼ 抗菌薬の治療効果がみられないときに考えたいこと（一例）

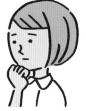

抗菌薬が到達できない膿瘍などが存在する？

まったく別の臓器に発熱の原因がある？

抗菌薬自体による薬剤熱？

例えば、救命救急センター（ER）にきたショックの患者に、まずは広域の抗菌薬を開始し、2〜3日後に順調に回復し始めていて、スペクトラムの狭い抗菌薬でも大丈夫な状態にもかかわらず同じ抗菌薬を使い続けるというのは、患者にとってむしろ有害な可能性があります。一方で、施設入所中の高齢者や、重症熱傷などで感染が必発の場合は、入院中にどんどん細菌が耐性化する可能性があります。この場合は、同じ抗菌薬を使い続けても意味はなく、変更しなければいけません。

さらに重要なポイントとして、治療効果がみられないときには、菌が現在使用中の抗菌薬に耐性であることよりも、そもそも自分が考えている病態であっているのか、と疑うことが大切です。具合が悪くて話せない患者や、意識障害や挿管中の患者も少なくないでしょうから、抗菌薬の投与を続けているにもかかわらず、発熱が続いている、頻呼吸である、活気がないなど、ぱっと見てわかる身体所見の観察は非常に大切です。

変更の指示があった際には培養結果を確認したり、変更する理由を医師に聞いてみるのもよいでしょう。

ケアにつなげる！

抗菌薬を開始したからといって、それだけで満足せず、何を指標に経過を追っていくかをイメージしましょう。例えば肺炎であれば、グラム染色（細菌をその染色性からグラム陽性〈青く染まる〉・陰性〈赤く染まる〉に判断し、形態から球菌か桿菌に分ける。この組み合わせで菌の種類をおおよそで予測できる）、呼吸数、動脈血液ガス分析が早期に改善する指標となるでしょう。胸部X線上の異常陰影は、長期間残ってしまうことが多く、

C反応性タンパク（CRP）や白血球数などは参考にはなっても、それだけを理由に抗菌薬を変更しようという発想にはあまりなりません。

結局のところ、身体所見の日々の変化を見逃さない姿勢が重要であり、身体所見・血液検査・画像検査を含めて、総合的に状態が悪くなっているのか、変わらないのか、よくなっているか、を考える必要があります。

（澤畠摩那）

文献 ｜ 1）青木眞：レジデントのための感染症診療マニュアル第3版. 医学書院, 2017：5, 29-31.

Q6

抗菌薬の処方指示で、なぜ抗菌薬を3種類も併用するの?

A 併用療法には、スペクトラムを広げる、殺菌効果を上げる、耐性菌の出現をおさえる役割があります。

事例紹介

60代男性。
髄膜炎の疑いで緊急入院。セフトリアキソン＋バンコマイシン＋アンピシリンを投与する方針となった。

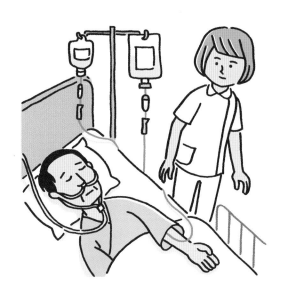

 医師のアタマにあるオーダーの「根拠」

併用することで、スペクトラムを広げる

抗菌薬を併用する1つ目の目的は、スペクトラムを広げることです。基本的には重症度の低い市中感染であれば起因菌は1種類であることが多く、抗菌薬は単剤で十分なことが多いです。

何種類も抗菌薬が投与されるケースで多いのは、初療室や救命救急センター（ER）に到着した際にはショック状態、入院後に敗血症性ショックが疑われるような場合でしょうか。院内感染では、起因菌が複数のこともあ

り、必要なスペクトラムが単剤でカバーできないため、抗菌薬をいくつか併用してスペクトラムを広げます。

同じ肺炎でも院内肺炎、人工呼吸器関連肺炎（VAP）であれば、タゾバクタム・ピペラシリン（ゾシン®）＋メロペネム（メロペン®）、加えてメチシリン耐性黄色ブドウ球菌（MRSA）が否定できないときはバンコマイシンを加えるというパターンが多いです[1]。

当然ながら、より狭いスペクトラムの抗菌薬でも治療可能な起因菌と判明した場合は、抗菌薬を変更することになります Q5 。

 殺菌効果を上げる

2つ目は殺菌効果を上げる目的です。この場合は、βラクタム系抗菌薬とアミノグリコシド系抗菌薬の併用が有名です Q7 。βラクタム系による細胞壁の生合成を抑制するは

たらきが、アミノグリコシド系の細菌体内への移行を助ける相乗効果を期待するものです。

ただし、重症腸球菌感染症や人工弁の心内膜炎など限られた状況で適応があります[1]。

■ 耐性菌の出現をおさえる

3つ目は耐性菌の出現をおさえる目的です。特に結核治療では、多剤併用療法が必要と考えられています。

▼ 抗菌薬の併用療法における適応

- 感染巣が不明で、未知の起炎菌に対しスペクトラムを広くとる必要がある場合
- 起因菌が複数、混合感染の場合（腹腔内、骨盤内感染症など）
- 好中球減少症などの免疫不全の症例に対する場合
- より強力な抗菌薬が必要な場合、特に相乗効果が期待できる場合

ケアにつなげる！

抗菌薬の多剤併用療法は、何症例もみれば抗菌薬の組み合わせが見慣れてきますが、最初はたくさんの抗菌薬の名称に圧倒されて、理解する気力がなくなってくる分野かもしれません。抗菌薬が商品名と一般名で少しずつ違うのも、頭を混乱させる大きな原因ですが、こればかりは慣れるしかありません。まずは商品名を検索してみて、それがセフェム系、アミノグリコシド系など、どんな菌に強

いカテゴリーなのかを大きく捉えてみましょう。

そして何より、目の前にいる患者がどのような状態で、どの臓器に感染しているのかを考えたうえで、抗菌薬の投与を考えます。日ごろから、入院患者が何の抗菌薬を投与しているかを漫然と把握するだけではなく、このような考え方をもとに「なぜ、この抗菌薬を使っているのか」という視点をもつことが大切です。

（澤畠摩那）

▼ 抗菌薬投与で日ごろから考えたい視点（一例）

- どのような患者なのか
  （これまでは健康 or 施設入所中 or 数日前まで入院して抗菌薬を投与されていた or 免疫抑制状態、など）
  →緑膿菌やMRSAをカバーする必要性は？

- どの臓器に感染しているのか
  →髄液や組織移行性の高いものは？

> 患者の属性により、検出しうる菌の幅が異なる。緑膿菌やMRSAをターゲットにするかどうかで、どの抗菌薬を選ぶかも変わる！

> 抗菌薬には、中枢神経系に移行のよいもの、など得意分野が存在する。何に対して抗菌薬を用いているのか、目的を定めることが大切！

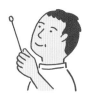

文献 　1）青木眞：レジデントのための感染症診療マニュアル 第3版. 医学書院, 東京, 2017：27, 1350, 1351.

バンコマイシンを投与中には投与2〜3日目に血中濃度測定の指示があるけれど、なぜセフトリアキソンではそうした指示がないの？

A 血中濃度と有効性や安全性との関連が明らかになっている抗菌薬は、血中濃度測定の対象になります。よりよい投与量や投与間隔に設定できるからです。

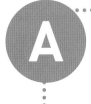
おさえておきたい知識

血中濃度測定の意義

抗菌薬の血中濃度は、すべての薬剤で測定するわけではありません。そもそも、濃度と効果の関係がある程度明らかになっていなければ、血中濃度を測定しても、どのように対応すべきかわかりません。血中濃度測定を行うことが有益な薬剤には、いくつかの特徴があります[1]。

▼ 血中濃度測定が有益な薬剤の特徴

1. 血中濃度と効果・副作用が相関する薬剤
2. 治療濃度域と副作用発現濃度域が近い薬剤
3. 体内動態（吸収・分布・代謝・排泄）に個人差が大きい薬剤
4. 濃度依存的に重篤な副作用が生じる薬剤

医師のアタマにあるオーダーの「根拠」

血中濃度測定を行う抗菌薬

抗菌薬のなかで血中濃度測定を行う代表的な薬剤として、グリコペプチド系抗菌薬とアミノグリコシド系抗菌薬の2つが挙げられます Q8 。

1. グリコペプチド系抗菌薬

グリコペプチド系抗菌薬にはバンコマイシンとテイコプラニンがあります。グリコペプチド系抗菌薬では、投与前の血中濃度により有効性と安全性の評価が可能です。

2. アミノグリコシド系抗菌薬

アミノグリコシド系抗菌薬にはアミカシン、トブラマイシン、ゲンタマイシン、アルベカシンなどがあります。アミノグリコシド系抗菌薬では、投与前の血中濃度により安全性の評価が、投与直後の血中濃度により有効性の評価が可能です。

血中濃度測定に基づいた処方設計

抗菌薬の血中濃度測定を行う目的は、血中濃度が治療域にある・ないといったことを判断するだけではありません。治療効果や副作用を考慮しながら、個々の患者に合わせて適切な薬物療法を行うために、抗菌薬の投与量を調節するかどうかを検討する必要があります。これを治療薬物モニタリング（TDM）といいます。

血中濃度測定後の処方設計は、主に薬剤師が専用の解析ソフトウェアを用いて行っていることが多いと思います。

血中濃度測定結果に基づいた処方設計には、いくつかの必要な情報があります。抗菌薬開始からの投与スケジュール（投与量、投与間隔、点滴開始時間、点滴の滴下速度など）、採血時間、患者の年齢・性別・体重・腎機能といった基本情報などです。

これらの情報に基づき、解析ソフトウェアなどを用いて血中濃度推移のシミュレーションを行いますが、点滴開始時間や点滴速度、採血時間が指示通りに実施されていないと、適切な解析が行えず、誤った投与計画の提案につながってしまいます。もし、これらに変更が生じた場合には、解析担当者に声をかけるなど情報共有を行うことで、より有効で安全な投与計画の提案につながります。

（添田　博）

▼ 血中濃度測定が必要な主な抗菌薬

分類	薬剤名
グリコペプチド系	・バンコマイシン ・テイコプラニン
アミノグリコシド系	・アミカシン ・トブラマイシン ・ゲンタマイシン ・アルベカシン

文献　1）木村利美：図解 よくわかるTDM 第3版 基礎から実践まで学べるLesson160．じほう，東京，2014：2-3．
2）伊勢雄也監修：くすりに関するナースのギモン．照林社，東京，2020．

Q8 抗菌薬を投与している期間に血中濃度測定をする際、なぜ投与前に採血するように指示があるの?

A 1日のなかで最も低い血中濃度が、有効性および副作用と関連しているため、定常状態の投与前に採血します。抗菌薬によっては、投与直後にも採血することがあります。

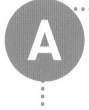 ## 医師のアタマにあるオーダーの「根拠」

血中濃度測定はタイミングが最も大切

　抗菌薬に限らず、血中濃度測定を行う場合の採血タイミングには2点ポイントがあります。投与直前の最も血中濃度が低いタイミング(トラフ値)と投与直後の最も血中濃度が高いタイミング(ピーク値)です。

　バンコマイシンなどのグリコペプチド系抗菌薬ではトラフ値のみを測定しますが、アミカシンなどのアミノグリコシド系抗菌薬ではトラフ値とピーク値の両方を測定する場合があります。最近では、より精度の高い投与量の設定を行うために、バンコマイシンでもピーク値を測定することがあります。

　また、投与前のタイミングで血中濃度を測定するといっても、何回目の投与前でもよいというわけではありません。血中濃度が安定した状態(定常状態)になっていないと、得られた血中濃度を正しく評価することができません。例えば、バンコマイシンでは定常状態に到達するのに4〜5回の投与が必要とされているので[1]、投与開始から4〜5回目の投与前に採血することになります。

　もし適切なタイミングで採血しなかった場合、投与量の設定も間違ったものとなり、過量投与や過少投与にもつながります。血中濃度測定は適切なタイミングに行うことが重要です。

▼ 点滴静注での血中濃度推移とトラフ値・ピーク値

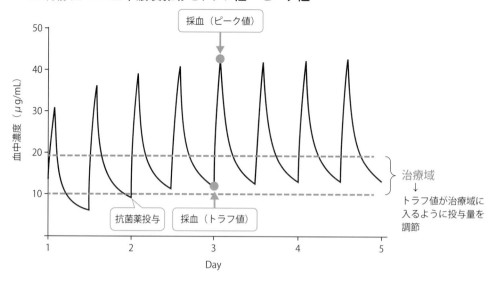

▼ TDMの対象となる抗菌薬と採血時期

薬剤名（略称）	採血時期のめやす
バンコマイシン（VCM）	2〜3日目
テイコプラニン（TEIC）	4日目
トブラマイシン（TOB）	2〜3日目
ゲンタマイシン（GM）	2〜3日目
アミカシン（AMK）	2〜3日目
アルベカシン（ABK）	2〜3日目
ボリコナゾール（VRCZ）	5〜7日目

 ケアにつなげる！

　血中濃度測定の際の採血は通常、静脈血採血を行います。左腕から点滴で投与している場合は、抗菌薬を投与しているルート側とは異なる右腕から採血を行います。また、ルート内の薬剤が混入する可能性があるため、原則として点滴ルートからの採血は避けたほうがよいでしょう。採血が困難で、止むを得ずルートからの採血を行う場合には、点滴ルート内に薬剤が残留しないように生理食塩液でフラッシュするなどの対応が必要となります。

▼ 血中濃度測定の採血を行う際のポイント

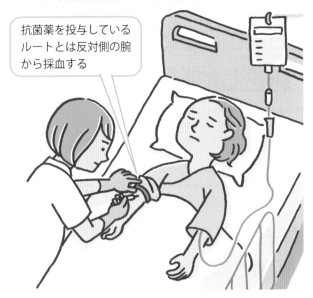

抗菌薬を投与している
ルートとは反対側の腕
から採血する

おさえておきたい知識

血中濃度と有効性・副作用の関係

　例えばバンコマイシンでは、トラフ値の濃度が一定値以上になると、腎障害が高い割合で発現することが知られています[2]。アミノグリコシド系抗菌薬でも、同様の報告があります。そのため、このような薬剤では実際のトラフ値を測定することにより、腎障害発現のリスクを評価し、副作用を回避することができます。

　抗菌薬の有効性を向上するうえでも、血中濃度測定は有益です。バンコマイシンでは、トラフ値を測定することにより、その値から血中濃度-時間曲線下面積（AUC）を推定することが可能です。バンコマイシンは、このAUCが一定の基準を超えていることが有効性と相関するという報告[3]があるため、トラフ値を測定することにより、有効性が期待できるかどうかを評価することも可能となります。

（添田　博）

文献
1）日本化学療法学会，日本TDM学会：抗菌薬TDMガイドライン改訂版，日本化学療法学会抗菌薬TDMガイドライン作成委員会，日本TDM学会TDMガイドライン策定委員会 —抗菌薬領域—編，東京，2016：35-58.
2）Vandecasteele SJ, De Vriese AS. Recent changes in vancomycin use in renal failure. *Kidney Int* 2010；77：760-764.
3）Moise-Broder PA, Forrest A, Birmingham MC, et al. Pharmacodynamics of vancomycin and other antimicrobials in patients with Staphylococcus aureus lower respiratory tract infections. *Clin Pharmacokinet* 2004；43：925-942.

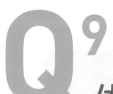

Q9

体温が39.0℃なのに、
医師へ報告しても「経過観察」の指示。
抗菌薬を投与しなくていいの？

A

発熱にはさまざまな原因があり、
感染が原因とは限りません。

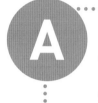

事例紹介　腎盂腎炎の患者さん。入院時から発熱していて、その日の夜には39.0℃の高熱に。医師へ報告したのに、「経過観察」でよいという指示……。このまま何もしなくていいの？

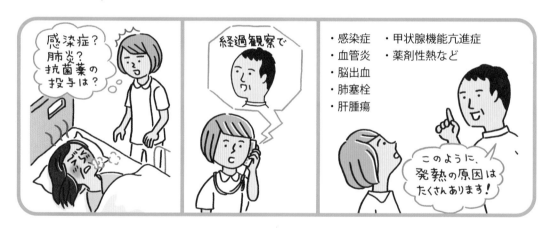

 ## 医師のアタマにあるオーダーの「根拠」

発熱＝感染症ではない

　発熱と聞くと、「何かの感染？」「肺炎になった？」「抗菌薬は何を投与するの？」といったことを頭に思い浮かべる人は多いのではないでしょうか。

　発熱の存在は、感染症の可能性を考える出発点にはなりますが、「発熱＝感染症の存在」ではないことに注意が必要です。発熱の原因は感染症以外にも多くあり、悪性腫瘍、膠原病、薬剤アレルギーなどがあります[1]。極論を言えば、外傷後や脳出血後の患者であって

も発熱します。

つまり、「重症感染症だ！ 今すぐ血液培養・尿培養・痰培養をとって、広域で抗菌薬を投与しよう」となるか、「いや、これは経過観察でよいだろう」となるか、判断する見きわめポイントが必要ということになります。

入院経過や臓器・菌から見きわめる

発熱のタイミングを、その患者の入院経過からとらえることも大切です。

例えば、「昨日まで36℃台で笑顔だった患者が、夜間に39℃台まで体温が上がってきて、汗をかきながら、ぐったりしてきた」状況と、「入院時点で38℃台、重症の腎盂腎炎による敗血症性ショックの診断でタゾバクタム・ピペラシリン（TAZ／PIPC、ゾシン®）投与中の患者が、入院した夜間に39.0℃になった」という2つの状況であれば、前者は発熱の原因を調べようとなり、後者はまずは

現行加療を継続して「経過観察」となります。

感染症は、感染を起こしている臓器や起因菌の種類により、治療の反応スピード、パターンが異なります。例えば腎盂腎炎であれば、適切な治療を始めてから解熱がみられるまで2～3日かかることが多いです。治療を開始した翌日に解熱傾向がみられなくても、それは異常ではありません。逆に、治療開始後数日を経過しても解熱・改善傾向がなければ、明らかに異常であり、膿瘍などの検査が必要になることもあります[1]。

広範な脳出血の患者が中枢性発熱（脳出血、てんかん重積、視床下部損傷など、体温調節中枢に病変が及ぶため、非感染性に生じる熱）で38℃台が継続していることもあり、その場合もひととおりの検査を行い、感染症を否定した後は、「経過観察」ということになります。

 ## ケアにつなげる！

患者の訴え・観察から
発熱の原因を探る

急変したときに血液検査や画像検査を医師がオーダーしているのはよく見る光景ですが、そこに至るまでに重要なのが、基本中の基本である患者本人の訴えと身体診察です。医師が病室に訪れるまでの間、状態の変化に最初に気づくことができるのは、間違いなく患者の最も近くにいる看護師です。

患者本人が訴えをできない場合、意識状態の変化、頻呼吸（過換気）、皮膚の変化といった臨床像に気づくことが、目の前にいる患者の発熱の鑑別として感染症が入るかどうか、に一歩近づくためのサインです。

血液検査でわかる白血球数上昇やCRP上昇以外にも、感染症を示唆する所見はあります。過換気や血液ガスでの呼吸性アルカローシス（頻呼吸などで二酸化炭素が過剰に排出されることで、体内の酸塩基平衡がアルカリ性に傾いた状態）は、発熱や血圧低下より早く出現することが多いです[1]。

ICUや救命救急センター（ER）に勤務している看護師であれば、おそらくモニターとして動脈圧ラインが留置されている患者も多いでしょう。医師が病室に到着するまでに動脈血液ガス分析を行っておくとよいでしょう。

（澤畠摩那）

文献 | 1）青木眞：レジデントのための感染症診療マニュアル第3版. 医学書院, 東京, 2017：1, 2, 4.

Part
1

全科共通／感染管理・体温管理

輸血する・しない指示や
投与する輸血製剤は何で決まるの?

A 急性期領域における輸血製剤の適応、使用量は病態によって異なります。輸血の方針を診療チームで緻密に共有することが重要です。

事例紹介

50代の入院患者さんが吐血!

看護師「先生、血圧：80/65mmHg、脈拍：120回/分、呼吸数25回/分です。Hb：12g/dLなので、そんなに出血していなさそうですね」

医師「すぐに赤血球輸血のオーダーと緊急内視鏡の準備をします」

看護師(え!?)

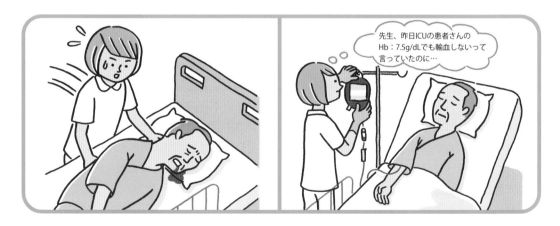

先生、昨日ICUの患者さんのHb：7.5g/dLでも輸血しないって言っていたのに…

おさえておきたい知識

輸血製剤の種類

輸血製剤は、主に濃厚赤血球液、新鮮凍結血漿、濃厚血小板の３種類に分けられます。

いずれも献血により供給されており、有限かつ高価な製剤なので、適応を考慮して使用する必要があります。

▼ 代表的な輸血製剤

濃厚赤血球液 〈Ir-〉RBC	新鮮凍結血漿 FFP	濃厚血小板 〈Ir-〉PC
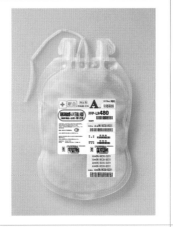		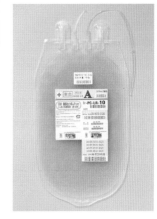
・赤血球を含む ・酸素運搬を担うヘモグロビン濃度を上昇させることができる	・献血された血液とほぼ同じ濃度の血漿からなる ・血球以外の凝固因子などを補充することができる	・血小板を補充できる

（画像提供：日本赤十字社）

医師のアタマにあるオーダーの「根拠」

輸血の適応、投与量は患者の病態によって異なる

輸血する・しない根拠は、活動性の出血の有無で大きく分けて考えます。

1. 活動性の大量出血がない場合（敗血症、中枢神経障害、予定大手術後など）

1）濃厚赤血球液（〈Ir-〉RBC）

心臓の冠動脈病変がないような場合は、ヘモグロビン量(Hb)<7g/dLが輸血のトリガー（開始基準）となります。これは複数の研究[1]により有効性が示されています。一方、冠動脈病変の存在が明らかな患者の場合はまだ強いエビデンスは示されておらず、Hb <8～10g/dL程度で輸血を行うことが一般的です。

術前の慣習的な"10−30ルール"(Hb：10g/dL、ヘマトクリット〈Ht〉：30%をめざす)には、根拠はありません。

2）新鮮凍結血漿（FFP）

平成30年（2018年）に厚生労働省から新鮮凍結血漿投与の開始基準となる検査値の参考値が以下のように示されました。

・プロトロビン時間(国際標準化比、PT-INR)

2.0 以上、または活性30％以下
- 活性化部分トロンボプラスチン時間（APTT）：各医療機関における基準の上限の2倍以上
- フィブリノゲン(Fg)値：150mg/dL 以下、またはこれ以下に進展する危険性がある場合

この値を参考にしながら出血傾向がある場合にFFPを投与します。

一方、これらの条件を満たさない患者における術前などの予防的投与は推奨されないと明確に記載されています。

3）濃厚血小板（〈Ir-〉PC）

出血傾向があり、かつ血小板数（PLT）≦5万/μLのときに血小板輸血を考慮します。脳神経外科手術、体外式膜型人工心肺（ECMO）管理中などの特殊な状況では、10万/μLを目標とすることもあります。

いずれの血液製剤も投与した後に効果を確認し、再評価を繰り返すことが重要です。

2．活動性の大量出血がある場合（多発外傷、血管損傷など）

この場合の輸血の開始基準は、検査結果ではなく臨床所見になります。近年では致命的になるような出血をきたしている場合は、早期から濃厚赤血球液：新鮮凍結血漿：濃厚血小板を1：1：1に近い割合で投与します。これをmassive transfusion protocol（MTP）と呼びます。この概念は、大量出血をきたした場合、濃厚赤血球液の投与量と同じ程度の新鮮凍結血漿と濃厚血小板を事前に決めて投与することを指します（上記の1：1：1の割合のように）。これにより、従来の輸血療法と比較して死亡率が改善したことが示されています[2]。状況次第では、検査結果が出る前にMTPが実施されることもあります。

MTPが実施されている際の現場は混乱することが多いため、これまでの輸血量と残りの輸血量を把握しておくことが重要です。またHbは濃度を表しており、急性出血では血液の濃度が変わらないことから、急性出血の程度の指標にはならないことに注意が必要です。

一般的には根治的な止血術が終了すれば、すみやかに輸血は終了され、輸血の開始基準は「1．活動性の大量出血がない場合」に近づいていきます。

（下山京一郎）

文献

1）Hébert PC, Wells G, Blajchman MA, et al. A multicenter, randomized, controlled clinical trial of transfusion requirements in critical care. Transfusion Requirements in Critical Care Investigators, Canadian Critical Care Trials Group. *N Engl J Med* 1999；340：409-417.

2）Cotton BA, Au BK, Nunez TC, et al. Predefined massive transfusion protocols are associated with a reduction in organ failure and postinjury complications. *J Trauma* 2009；66（1）：41-48.

輸血はどれくらい投与するの?
投与をやめるタイミングはいつ?

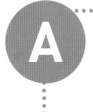

A 輸血療法は、リスクとベネフィットを考慮して実施する必要があります。基準をもとに投与量を決定し、症状が改善したらすみやかに終了します。

事例紹介

①看護師「研修医の先生にHbは輸血でどれくらい上昇するかわからないから、とりあえず10単位落としてって言われたけれど……あれ？ 患者さんの全身に膨疹がでてきて息が苦しいって言ってる！」

看護師「先生！！ 輸血中の患者さんが急変です！」

②医師「輸血の副作用によるアナフィラキシーだ！ アドレナリン1A筋注して！」

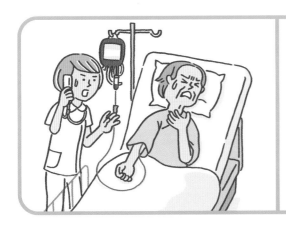

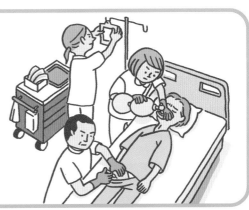

輸血によって生じうる副作用

他の医療行為と同様に、輸血療法もリスクとベネフィットを考慮して実施する必要があります。輸血のリスクとして、上記の事例のようなアナフィラキシーだけでなく、ウイルス感染症（HBV、HCV、HIVなど）、高カリウム血症などが起こる可能性があります。ま

た、輸血関連急性肺障害（TRALI）や輸血関連循環過負荷（TACO）といった診断の難しい病態を引き起こすリスクもあり、必要最小限の量を投与する必要があります。

近年では、輸血が救急・集中治療領域のせん妄発症率を高めると報告されており、注目を集めています[1]。輸血療法にもリスクが存在することを忘れてはいけません。

▼ **輸血による副作用と頻度**

	項目	頻度
1	軽症アレルギー反応	1/100～200
2	発熱性非溶血性反応	1/1,000
3	遅発性溶血性反応	1/2,500
4	輸血関連循環過負荷（TACO）	1/10,000
5	重症アレルギー反応	1/15,000
6	急性溶血性反応	1/100,000
7	細菌感染症	1/1,000,000
8	輸血関連急性肺障害（TRALI）	1/1,000,000
9	B型肝炎ウイルス（HBV）	1/1,600,000
10	C型肝炎ウイルス（HCV）	限りなく可能性は低い
11	ヒト免疫不全ウイルス（HIV）	限りなく可能性は低い

藤井康彦：輸血による副作用の診断と対応. 日本医事新報 2019；4957：18. をもとに作成

医師のアタマにあるオーダーの「根拠」

輸血の投与量

輸血療法は一定の基準をもとに行いますが Q10 、リスクやコスト、限りある資源であ

るといった観点からも、漫然と大量に投与すべきではありません。

それぞれの製剤に対して予測式があり、それを参考に投与量を決定します。

▼ 輸血製剤の費用

濃厚赤血球液 2単位	新鮮凍結血漿 2単位	濃厚血小板 10単位
約17,000円	約18,000円	約80,000円

▼ 輸血の投与量（予測式）

・おおまかに循環血液量＝70mL/kgとした場合

濃厚赤血球液	・予測上昇Hb値（g/dL）＝投与Hb量（g）／循環血液量（dL） ・濃厚赤血球液2単位中のHb量は約58g
新鮮凍結血漿	・おおまかに凝固活性を30％上昇させるためには、FFP：12mL/kgの投与量が必要（止血の最低ラインの凝固活性は正常の30％といわれる）
濃厚血小板	・予想血小板増加数（/μL）＝輸血血小板総数／循環血液量（mL）×10^3×2／3 ・濃厚血小板1単位は0.2×10^{11}個以上の血小板を含む

▌▌▌ 輸血を終了するタイミング

　上記の計算式を目標に投与量を設計し、輸血の開始基準や臨床症状を満たさなくなった時点ですみやかに輸血を終了します。近年では、patient blood management[2]という、エビデンスに基づいて輸血量を最小限にすることを目標とした新しい概念が注目されています。

ケアにつなげる！

　技術の進歩もあいまって、輸血療法は以前に比べて、かなりリスクは減っています。したがって若手医師の場合、輸血による副作用をマネジメントした経験がない場合が多いかもしれません。

　しかし、輸血に伴う副作用は一定頻度で生じ、致死的となる可能性もあります。経験が少ないと、患者の症状が輸血による副作用だと認識することが難しく、判断が遅れる場合があるかもしれません。

　患者に最も近い看護師の皆さんからの意見は、非常に貴重です。輸血の前後で瘙痒感（かゆみ）や嘔吐、下痢、血圧低下、頻脈など、患者の症状に変化があったときには、医師に「輸血の副作用が疑われる」と臆することなく報告してください。

（下山京一郎）

文献
1）Devlin JW, Skrobik Y, Gelinas C, et al. Clinical Practice Guidelines for the Prevention and Management of Pain, Agitation/Sedation, Delirium, Immobility, and Sleep Disruption in Adult Patients in the ICU. *Crit Care Med* 2018；46（9）：e825-e873.
2）National Blood Authority, Australia：Patient Blood Management Guidelines. https://www.blood.gov.au/pbm-guidelines（2021.5.10.アクセス）

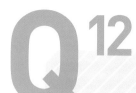
Q12 尿量の指示は、何を基準にどのように決めているの?

A 尿量はおおむね0.5mL/kg(体重)/時以上を基準に指示を出しています。また重症度や病態に応じて、何時間毎にみるかを変更します。

事例紹介

肺炎で入院した70代女性。
入院中に尿量が6時間で0.5mL/kg(体重)/時未満まで下がった。尿量低下で担当医にコールし、心エコーや採血結果などから脱水と判断し、輸液を増やし尿量は得られるようになった(60kgの患者の場合、1時間で30mL未満になると急性腎障害〈AKI〉を考える)。

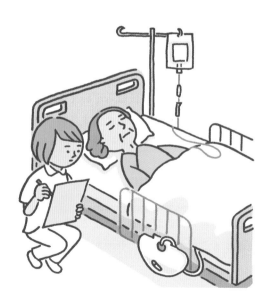

 ## 医師のアタマにあるオーダーの「根拠」

　尿量は、例えばこの事例のように急性期で厳密にみる場合は、2時間で30mL/時を下回る際にドクターコールの指示を出します。重症ではない場合は6時間毎、12時間毎と間隔を広げてみていきます。

　しかし、これには基礎疾患や病態も影響します。例えば、透析を導入している慢性腎不全では、尿が排泄されないから尿量の指示が

ない場合もあります。

尿量の維持は循環を維持することにつながる

　尿量の維持は、循環の維持において重要です。

　輸入細動脈から流入した血液に含まれる老廃物は、糸球体を通過する過程で尿として濾過されますが、腎機能が正常である場合と腎機能が正常ではない場合で考え方が大きく異なります。

　腎機能が正常であっても、平均動脈圧（MAP）80mmHgを下回る血圧では、脳循環の自動調節能（autoregulation）の限界を超えるため、糸球体濾過量（GFR）が低下し始めるといわれています。代償ができない状況に陥ることで尿量が低下しますが、その機序はあまりに複雑であり割愛します。ここでは尿量低下の考え方において、必要十分条件となる急性腎障害（AKI）に尿量の存在がいかに重要かを説明します。

AKIの重症度や予後予測には尿量が重要

　尿量やAKIについては、国際的に統一された診断基準であるRIFLE基準、AKIN基準およびKDIGO基準で規定されています。AKIは、血清クレアチニン（sCr）単独による重症度よりも、尿量を加えた重症度のほうが、より正確に生命予後および腎予後を反映するため、可能な限り尿量による重症度も評価することを提案されています。

　ICUを対象とした検討では、尿量を加えることで生命予後の予測が有意に改善しています。

　これまではAKIの診断・重症度分類にsCr基準が単独で採用されており、わずかなsCrの上昇でさえ生命予後に影響することが報告されてきました。しかしながら、尿量をAKIの基準とした臨床研究は少なかったのです。

　その後、尿量がsCrよりも強力な死亡生命予後の予測因子であることが報告され、尿量が注目されるようになりました。KDIGO基準のsCr基準と尿量基準によって分類した研究では、sCr基準と尿量基準をいずれも満たした患者で死亡率および永続的な腎代替療法（RRT）導入のリスクが最も高く、sCr基準を満たさず乏尿のみきたした群も長期的な死亡に関連することを明らかにしました。また、敗血症性ショックでは持続する乏尿が28日後の死亡のリスク因子であることが報告されました。このように尿量を指標に組み合わせることでアウトカムに大きく影響するようになりました。

　さらにAKIの診断精度にも尿量は反映され、RIFLE基準のsCrと尿量両者による基準（RIFLEsCr＋尿量）とsCr単独の基準（RIFLEsCr）とを比較し、RIFLEsCrの単独使用はAKI診断の遅れと高い死亡率に関連することが報告されています。

（中村俊貴）

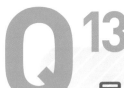
Q13

尿量減少時の指示で、
なぜ補液を行う場合と利尿薬を
投与する場合があるの?

A 過剰な体液貯留など臨床経過に応じた
対応はありますが、尿量減少時に
利尿薬の投与は推奨されていません。

 医師のアタマにあるオーダーの「根拠」

　尿量が減少した場合、治療目標として早期目標指向型治療(EGDT)では尿量を0.5mL/kg/時以上確保することになりますが、まずは尿量減少の原因を考察する必要があります。

　AKIの原因を調べる

　下記のいずれかを満たした場合に急性腎障害(AKI)と診断されます。
　①48時間以内に血清クレアチニン(sCr)が
　　0.3mg/dL以上増加
　②sCrがベースラインの1.5倍以上増加
　③尿量が6時間にわたり0.5mL/kg/時以下
　AKIの診断を満たした場合、次は「腎後性」→「腎前性」→「腎性」の順に原因検索を行います。

1. 腎後性の鑑別

　まず腹部エコーあるいは腹部CTで水腎症・腎盂拡張の有無を確認し、原因が「腎後性」かどうか考えます。例えば、尿道留置カテーテルの閉塞や、前立腺肥大症を考えます。

2. 腎前性の鑑別

　次に、「腎前性」の可能性を血圧低下や細胞外液量低下の有無で確認します。代表的なのが、血管内の脱水です。

3. 腎性の鑑別

　最後に、「腎性」を鑑別するために尿検査を行います。

　腎前性AKIに対する適切な介入が行われない場合、虚血が進行することで尿細管障害をきたすと腎性AKIへ移行します。これを急性尿細管壊死(ATN)といいます。尿中ナトリウム(Na)と血清Na、尿中CrとsCrで計算される尿中ナトリウム排泄分画(FENa)というのがあり、これはNaの再吸収能をみる指標で、FENa<1%で再吸収できている(腎は正常、血管内が脱水)FENa>1%で再吸収できていない(腎の障害)と考えることができます。

▼ AKIの分類

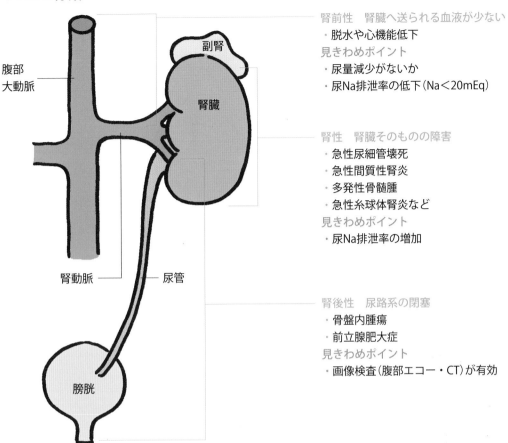

腹部
大動脈

副腎

腎臓

腎動脈 ── 尿管

膀胱

腎前性　腎臓へ送られる血液が少ない
・脱水や心機能低下
見きわめポイント
・尿量減少がないか
・尿Na排泄率の低下（Na＜20mEq）

腎性　腎臓そのものの障害
・急性尿細管壊死
・急性間質性腎炎
・多発性骨髄腫
・急性糸球体腎炎など
見きわめポイント
・尿Na排泄率の増加

腎後性　尿路系の閉塞
・骨盤内腫瘍
・前立腺肥大症
見きわめポイント
・画像検査（腹部エコー・CT）が有効

小林修三監修：まるごと図解 腎臓病と透析. 照林社, 東京, 2017：42. より引用

補液・利尿薬投与を選択する状況

　基本的に、尿量減少で利尿薬を使用する場面は、体液量過剰状態と敗血症によるAKIの場合です。

1. 敗血症性ショック初期の乏尿

　敗血症性ショックの初期に生じる乏尿は、血管透過性亢進による血管内水分量の相対的な不足が原因です。この時期は腎前性による乏尿であり、大量輸液を行うのが基本的な治療方針となり、利尿薬投与は有効血液循環量を減少させるため禁忌となります。

2. 敗血症によるAKIの乏尿

　一方、敗血症が進行した場合、腎性AKIをきたします。敗血症による腎性AKIは前述し

た他の原因のAKIと違い、腎灌流量は増加しており、輸出細動脈の過剰な拡張により糸球体濾過圧が低下して乏尿となっています。また、尿細管上皮細胞はサイトカインによりアポトーシスが誘導されており、これらの脱落が尿細管閉塞を招きます。

　フロセミド（ラシックス®）などのループ利尿薬は、ヘンレループ上行脚の管腔側に存在する$Na^+/K^+/2Cl^-$チャネルに尿細管管腔側より作用し、NaCl再吸収を抑制することで利尿効果を発揮します。尿細管の酸素需要を抑制して、尿量を保つことにより尿細管の閉塞を予防し、閉塞による尿細管内圧の上昇から、さらなる尿細管障害をきたすのを軽減することが期待されています。

しかし、ループ利尿薬によるこの機序は、糸球体濾過圧上昇が原因の敗血症によるAKIに対しては効果が乏しいことが推察され、実際にこれまで敗血症によるAKIやその他の原因のAKIに対する多くのメタ解析や観察研究がなされ、ループ利尿薬の有効性は結局のところ認められていません。

　以上より、尿量低下に対して利尿薬の投与は推奨されませんが、過剰な体液貯留など臨床経過に応じて使用されます。

（中村俊貴）

▼ ループ利尿薬のはたらき

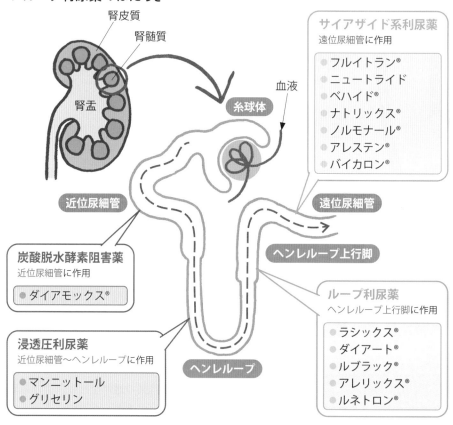

CVカテーテルの三方活栓の接続を外す際、「仰臥位でクランプして」との指示。なぜ大気開放してはいけないの?

A 空気塞栓症のリスクがあるためです。

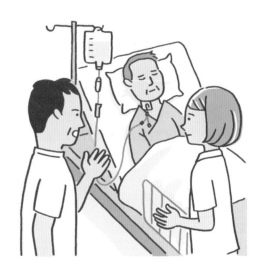

事例紹介

入浴時にCVカテーテルの三方活栓を外そうとしたら、「仰臥位にして、必ずクランプして!」と医師から指示があった。
座ったままクランプせずに外してはいけないの……?

 ## 医師のアタマにあるオーダーの「根拠」

■ 空気塞栓症のリスクは出血よりも重大

中心静脈（CV）カテーテルの三方活栓が大気に開放されると、血液が逆流して出血してしまうことが困ると思っている人が少なくありません。しかし、本当に困るのは空気塞栓症を引き起こすことです。

三方活栓を開放しておくことで、逆流による出血リスクもありますが、急速に症状が起こることは考えにくいでしょう。衣服や布団に隠れていて、逆流による出血が長期間放置されていた場合には、出血量が多くなってしまい、注意が必要です。

一方で、空気塞栓症に関しては、三方活栓

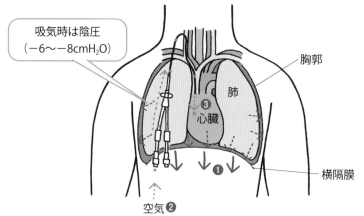

▼ 空気塞栓症が起こるしくみ

吸気時は陰圧
（－6～－8cmH$_2$O）

胸郭

肺

❸
心臓

横隔膜

空気❷

❶呼吸時に胸腔内の陰圧が高まる

❷CVカテーテルが大気と交通していると、血管内へ空気が引き込まれる

❸中心静脈から心臓→肺動脈などへ空気が運ばれ、塞栓症を起こす

が開放されて大気と触れることですみやかに症状が出現し、空気塞栓による肺塞栓症などが起こった場合には致死的な状況を招きます。改善したとしても、脳塞栓などが起これば麻痺などの後遺症が遺ってしまうこともあります。空気塞栓症は重篤化しやすく、より注意が必要なのです。空気塞栓症のリスクに関しては、日本医療機能評価機構においても注意喚起されています[1)-2)]。

では、なぜ空気塞栓症が起こってしまうのか説明します。胸腔内は陰圧であり、呼吸により陰圧が高まったとき、中心静脈が大気と交通していると、血管内に空気を引き込んで塞栓が生じてしまいます。

空気塞栓症で生じる症状

空気塞栓症が起こったときの症状として、呼吸困難感、頻呼吸、経皮的動脈血酸素飽和度（SpO$_2$）低下などの呼吸器症状や、血圧低下、不整脈などの循環器症状が出現します。最悪の場合は、心停止にまで陥る可能性があります。

空気塞栓症の治療

治療としては、酸素投与や昇圧薬使用などでバイタルを整えて、空気が自然に吸収されるのを待ちます。これらの治療を行っても状態が改善しない場合は、人工呼吸器管理を含めた集中治療管理が必要になってきます。最重症例になれば、体外式膜型人工心肺（ECMO）を用いて治療を行わなければなりません。

 ケアにつなげる！

空気の流入を防止するには、下記の点に注意することが大切です。

①操作を行う場合は、仰臥位もしくはトレンデレンブルグ体位（仰臥位・頭部低位・腰部高位）で行う

②三方活栓の向きを気にするだけでなく、CVルートに付いているクレンメもしっかりと閉じて操作する

③クレンメは付属のものを使用する。鉗子などによるクランプは、CVルートなどの破損につながってしまう恐れがある

④クレンメでクランプする際は、ルートの同じ位置ばかりで行わないようにする。こちらもCVルートの破損につながってしまう恐れ

▼ CVカテーテルの三方活栓を操作する際の姿勢と根拠

大気圧を0とした場合、臥位での中心静脈圧の正常値は5〜10cmH$_2$O程度である

上半身を起こすと、重力により血液は下方に移動するため、下半身の静脈圧が上昇し、上半身の静脈圧が低下する

↓

上記により、CVカテーテルに関する処置を行う際に体位が座位であると、CVカテーテルから流入する空気を引き込む力が増す可能性がある

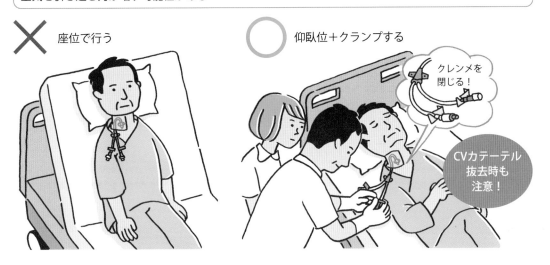

✕ 座位で行う

◯ 仰臥位＋クランプする

クレンメを閉じる！

CVカテーテル抜去時も注意！

▼ CVカテーテル接続部からの空気流入

・閉鎖式コネクタの付いている正しい部位から接続を外すよう注意する

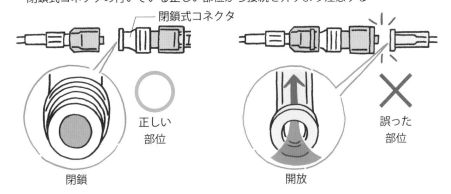

閉鎖式コネクタ

正しい部位

誤った部位

閉鎖

開放

がある
　また、患者がシャワーを浴びる際や更衣を介助する場面、ヘパリンロックを行う際などには注意が必要です。点滴などの輸液ラインを外すときに、三方活栓の向きやクレンメが

確実に閉じられていることを確認しないと、CVカテーテルが大気に開放されてしまい、空気が流入して空気塞栓症を起こしてしまうリスクがあります。看護を行う際には特に注意しましょう。

（藤川　翼）

文献
1）日本医療機能評価機構：医療事故情報収集等事業 医療安全情報 No.113「中心静脈カテーテル抜去後の空気塞栓症」，2016年4月．
https://www.med-safe.jp/pdf/med-safe_113.pdf（2021.5.10.アクセス）
2）日本医療機能評価機構：医療事故情報収集等事業 医療安全情報 No.130「中心静脈ラインの開放による空気塞栓症」，2017年9月．
https://www.med-safe.jp/pdf/med-safe_130.pdf（2021.5.10.アクセス）

Part 1

全科共通／循環・呼吸・術後管理

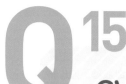
CVカテーテル留置後の観察指示で、なぜ何時間も観察しなくてはいけないの?

A 時間が経過してから、カテーテル挿入に関する遅発性の合併症が見つかることがあるためです。

事例紹介

CVカテーテル挿入直後の胸部X線画像では何も問題なさそう。ところが、4時間後の画像では気胸のようなシルエットが写っている!?

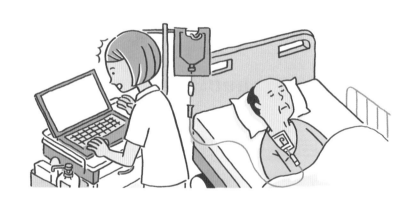

 医師のアタマにあるオーダーの「根拠」

中心静脈(CV)カテーテルの合併症は、大きく下表の2つに分けられます。さまざまな症状が知られており、特に気胸や胸腔内輸液などは、画像検査でも発症後すぐにはわかりづらいことがあります。遅発性に生じる症状を見逃さないためにも、留置後もこまめに観察することが必要です。

▼ CVカテーテルの合併症

分類	発症時期	主な症状・要因
①早期合併症	穿刺翌日まで	空気塞栓症、動脈穿刺、血腫、気胸、血胸、カテーテル位置異常
②遅発性合併症	2日目以降	気胸、血胸、カテーテル位置異常、感染、血栓

問題を共有して事故を防ぐ

観察にあたり、まず大前提として医師と看護師が問題を共有していることが大切です。穿刺時にトラブルがあった場合や、患者の状態や輸液ラインに異常を認めた場合は、すみやかに報告し、検査・診断することができれば、重大な事故を防ぐことができるようになります。

観察ポイントと画像をチェックする

観察ポイントとしては、

①血圧・脈拍・経皮的動脈血酸素飽和度（SpO_2）などバイタルサインの変化

②息苦しさ・呼吸音の減弱や左右差の有無

③皮下気腫の有無

④口唇チアノーゼ

⑤穿刺部の血腫・出血

⑥不穏行動

⑦頸静脈の怒張など

があります。

また、CVカテーテル挿入後で大事なのが胸部X線撮影になります。X線撮影は挿入直後と数時間後に撮影するのが重要であるといわれています。

血管損傷や気胸を起こした症例では、穿刺終了後1時間以内に急激な血圧低下やSpO_2の低下を認めることが多くあります。しかし、このようなバイタルサインの異常に先行して"もぞもぞ動く"や"体動が激しい"などといった不穏行動を示すことがあります。バイタルサイン変化の前に、不穏行動などを察知することが、合併症にいち早く気づくことになります。数字だけではなく、患者自身を観察することが大切です。

画像からの情報も重要

胸部X線は、CVカテーテル挿入直後に、合併症の有無や挿入位置を確認するため撮影します。X線では、身体の前後情報が圧縮されているため、カテーテルの迷入（目標としない静脈や細静脈に入ってしまうことなど）の判断には、注意深い観察が必要になります。カテーテルの迷入を放置しておくと、静脈炎や静脈壁への物理的損傷から、血液や薬液あるいは輸液の血管外漏出が起こります。静脈壁の損傷部位によって、心タンポナーデ、胸腔内輸液、縦隔水腫などの致死的合併症が起こりうる恐れがあります。

遅発性の合併症を見逃さない

遅発性血胸の80％が7日以内に起こるといわれています。気胸や胸腔内輸液などは、発生直後のX線画像でははっきりとしないことがあります。呼吸音の左右差や患者の訴えを注意深く聞き、数時間後に再度X線を撮影することにより、合併症を見逃すことが少なくなると考えられています。

＊

このように遅発性に合併症が出現することもあります。患者自身を繰り返し観察していくことで、重篤な合併症につながる前に、未然に防ぐことができるようになると思います。少しでも異変を感じたら、報告を忘れないようにしましょう。患者をいつも近くでみている看護師だからこそ気がつく、ちょっとした異変はとても大切です。

（藤川　翼）

▼（医原性）気胸のしくみ

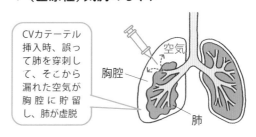

CVカテーテル挿入時、誤って肺を穿刺して、そこから漏れた空気が胸腔に貯留し、肺が虚脱

空気

胸腔

肺

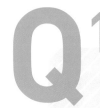
アデホス-Lコーワ注は「緩徐に静注して」との指示。なぜ緩徐に投与しなければならないの?

A 急速静注を行った場合、刺激伝導系をブロックしたり、徐脈が引き起こされたり、胸内苦悶、悪心、頭痛などの症状が現れるためです。

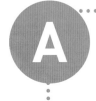 おさえておきたい知識

アデホス-Lコーワ注の特徴

　代謝賦活薬として頭部外傷の後遺症の治療などに使用されるアデホス-Lコーワ注は、一般名でアデノシン三リン酸(ATP)二ナトリウムの製剤です。ATPは体内に広く存在しており、体内に必要なエネルギーを生み出す物質です。血管拡張作用を有しており[1]、脳血流や椎骨、総頸動脈血流、冠血流、胃動脈血流の増加や胃の運動改善、内耳機能障害を改善することで、心不全によるむくみ、眼精疲労や胃炎、メニエール病などによるめまいやその随伴症状(耳鳴り、難聴など)などの改善が期待できる薬剤です。

　添付文書における効能・効果としては、頭部外傷後遺症に伴う諸症状の改善、心不全、筋ジストロフィー症およびその類縁疾患、急性灰白髄炎、脳性小児麻痺(弛緩型)、進行性

▼ **アデホス-Lコーワ注(10mg)**

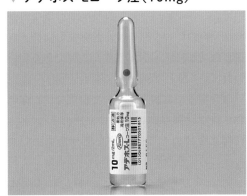

(画像提供:興和株式会社)

脊髄性筋萎縮症およびその類似疾患、調節性眼精疲労における調節機能の安定化、耳鳴・難聴、消化管機能低下のみられる慢性胃炎、慢性肝疾患における肝機能の改善などがあります。

溶解後に緩徐に投与する

　アデホス-Lコーワ注の投与方法は、静注の場合は通常1回5～40mgを等張ないし高張ブドウ糖注射液に溶解して、徐々に（10mgを1～2分で）静脈内投与します。また点滴静注の場合は、通常1回40～80mgを、5％ブドウ糖注射液200～500mLに溶解して、30～60分かけて点滴で静脈内投与します。

　急速に投与すると、一過性の胸内苦悶、悪心、頭痛、顔面潮紅などが現れることがあります。さらには、気管支けいれんを誘発したとの報告もあります。

急速投与すると徐脈が起こる

　ATP製剤は、急速投与してはいけないのでしょうか？　じつは保険適用外になりますが、急速投与で改善する病態として頻脈性不整脈の改善に使用されることがあり、これはATPの代謝産物であるアデノシンが、房室結節の伝導を抑制するためです。房室結節をリエントリー回路内に含む頻脈性不整脈に対する薬物療法の第一選択肢として、臨床では使用されます。

　ATPの半減期は10秒以内で、ただちに組織に取り込まれてしまうため、投与時は急速投与後に生理食塩液で後押しをします[2]。

▼ 刺激伝導系とATPの作用

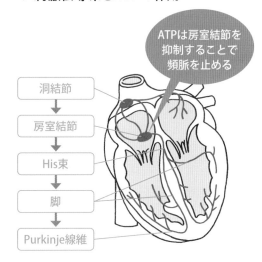

ATPは房室結節を抑制することで頻脈を止める

洞結節 → 房室結節 → His束 → 脚 → Purkinje線維

　通常、添付文書上の作用を得るためには上記理由により持続投与が効果的ですが、高用量で急速に投与した場合、心臓の刺激伝導系がブロックされ、投与量によっては徐脈が起こることがあります。また、副作用として一過性の胸内苦悶、悪心、頭痛などが現れます。

　以上により、頻脈を改善する以外の方法で使用する場合、急速静注は行わずに、心臓に影響がでない緩徐な投与方法で投与することになっています。

（奥村滋邦）

文献
1）浦部晶夫，島田和幸，川合眞一：今日の治療薬. 南江堂，東京，2020：963.
2）日本循環器学会/日本不整脈心電学会合同ガイドライン 2020年改訂版 不整脈薬物治療ガイドライン. 2020：28-30.
https://www.j-circ.or.jp/cms/wp-content/uploads/2020/01/JCS2020_Ono.pdf（2021.5.10.アクセス）

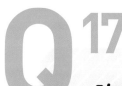

Q17

昨日より血圧の下がった心疾患の患者に、なぜ降圧作用のある薬剤の投与指示が出るの?

A

降圧作用ではなく、心臓の保護を期待して投与しているからです。

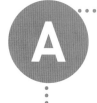

おさえておきたい知識

降圧薬の主な種類

高血圧治療に用いられる降圧薬には、いくつか種類があります。このうち、心疾患の患者に対して降圧以外の作用を期待して用いられるものは、アンジオテンシン変換酵素（ACE）阻害薬、アンジオテンシンⅡ受容体拮抗薬（ARB）、β遮断薬、利尿薬、およびカルシウム拮抗薬です。

▼ 主な降圧薬の特徴

種類	一般名	代表的な商品名	降圧以外の効果	副作用
ACE阻害薬	・エナラプリル ・リシノプリル	・レニベース® ・ロンゲス®	RAA系の抑制	空咳、浮腫、高カリウム血症
ARB	・カンデサルタン	・ブロプレス®		高カリウム血症
アルドステロン拮抗薬	・スピロノラクトン ・エプレレノン	・アルダクトン®A ・セララ®		高カリウム血症、女性化乳房
β遮断薬	・カルベジロール ・ビソプロロール	・アーチスト® ・メインテート®	交感神経系の抑制	徐脈、気管支喘息発作
利尿薬	・フロセミド	・ラシックス®	利尿	電解質異常（カリウムなど）、脱水
カルシウム拮抗薬	・アムロジピン	・ノルバスク®	冠動脈拡張	動悸、ほてり
α遮断薬	・ドキサゾシン	・カルデナリン®	―	起立性低血圧

医師のアタマにあるオーダーの「根拠」

心疾患の患者の予後を改善する

　心疾患、特に心不全の患者に対して、降圧薬を投与することにより、心不全の予後が改善することが知られています。

　心不全の患者では、レニン-アンジオテンシン-アルドステロン（RAA）系や交感神経系が活性化しており、これがリモデリング（心臓の肥大化）を引き起こします。その結果、心不全の悪化や死亡などのイベントにつながると考えられています。

　ACE阻害薬とARBはRAA系を、β遮断薬は交感神経系をそれぞれ抑制します。これにより上記のイベントが抑制され、生命予後が改善すると報告されています[1]。

　そのため、特定の降圧薬は血圧とは関係なく、心臓を保護する目的で投与することがあります。

 ## ケアにつなげる！

血圧低下などの副作用に注意

　これらの薬剤は降圧薬のため、当然ですが降圧作用があります。そのため、血圧が下がりすぎないか注意が必要です。

1. ACE阻害薬とARB

　ACE阻害薬とARBは、腎障害がある場合は使用できません。さらに副作用として高カリウム血症もあるため、採血で血液検査の確認が必要です。

2. β遮断薬

　β遮断薬は副作用に徐脈があります。また気管支喘息の発作を誘発するため、投与前に既往歴がないか確認します。

3. 利尿薬とカルシウム拮抗薬

　利尿薬とカルシウム拮抗薬も、降圧作用以外の効果を期待して用いることがあります。利尿薬は心不全による体液過剰に対して、利尿を促すことで体液量を減少させることができます。電解質異常をきたしやすいため、血液検査の確認や症状の有無、不整脈の出現がないか注意していく必要があります。また過度の利尿による除水による脱水にも注意が必要です。

　カルシウム拮抗薬は冠動脈を拡張させる作用があります。そのため、冠攣縮性狭心症に対して用いられます。

*

　心臓の保護は、短期的には効果が得られない作用です。退院後のアドヒアランス向上のためにも、投薬の目的をしっかりと説明し、副作用の有無に十分注意する必要があります。

（齋藤大之）

文献　1）日本循環器学会，日本心不全学会，日本胸部外科学会，他：急性・慢性心不全診療ガイドライン（2017年改訂版），2018.
https://www.j-circ.or.jp/cms/wp-content/uploads/2017/06/JCS2017_tsutsui_h.pdf（2021.5.10.アクセス）

Part
1

全科共通／循環・呼吸・術後管理

内分泌疾患や腎障害を精査する場合、
なぜ随時尿検査ではなく、
手間のかかる蓄尿の指示が出るの?

A 随時尿は、採取のタイミングにより結果が大きく変わるため、参考値にしかなりません。蓄尿は1日の尿中排泄物の総量がわかるので精査に向きます。

事例紹介 ネフローゼ症候群の疑いがある患者さんに対して、1日尿中タンパク量と腎機能の把握のために、「24時間蓄尿を実施して」との指示。いつもの随時尿検査ではなく、感染リスクや手間のかかる蓄尿をする理由は……?

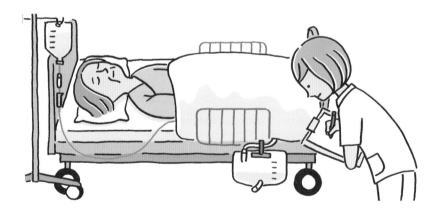

 ## おさえておきたい知識

蓄尿は診断・病勢把握のために行う

副腎疾患、褐色細胞腫、原発性アルドステロン症などの内分泌疾患や、腎炎・ネフロー

ゼ症候群、電解質異常、急性腎障害などの腎疾患では、尿中の成分が大きく変化することが知られています。24時間蓄尿をすることにより、"1日にどの物質がどれだけ尿中に

排泄されたか"を把握することが可能となり、これらの疾患の診断や病勢把握に役立ちます。

一定の期間（通常24時間）に排泄された尿を、全部まぜて均一化した検体を検査に出すことで、その時間帯の尿の平均値を知ることができます。平均化された濃度が測定できれば、1日尿量を掛け合わせることで、その物質の尿中への1日総排泄量を算出することが可能となります。

蓄尿は24時間で実施されることが多いですが、12時間蓄尿の2倍値、6時間蓄尿の4倍値などで24時間蓄尿に近似させることもあります。それに対して、排泄された尿を蓄えず、その都度測定する検査を随時尿（スポット尿）検査といいます。蓄尿では尿中排泄物の1日総量がわかるのに対して、随時尿ではその瞬間の尿組成がわかります。

医師のアタマにあるオーダーの「根拠」

尿の組成は24時間で大きく変わる

副腎皮質刺激ホルモン（ACTH）やコルチゾールをはじめとする一部のホルモンは、「朝は高値で、夕方低くなる」など日内変動を認めることが知られています。これらのホルモンは尿の組成も連動して変化させてしまうのです。

また、尿中タンパク排泄量は運動や体位により上昇し、尿中電解質は食事や投薬により、やはり著しく変化することが知られています。

このように尿の成分は1日中均一というわけではなく、1日のなかでダイナミックに変化するのです。そのため、随時尿検査ではどのタイミングで実施されたかによって、結果が大きく変わってしまうことが懸念されます。1日総量で比較できる蓄尿検査を行うことで、むらなく正確な評価が可能になり、診断や経過観察を適切に行うことができると考えられます。

感染リスクを考慮し、漫然と蓄尿を行わない

尿は細菌の温床になるため、蓄尿そのものがじつは院内感染対策上、好ましくありません。よって、随時尿検査や血液検査など、ほ

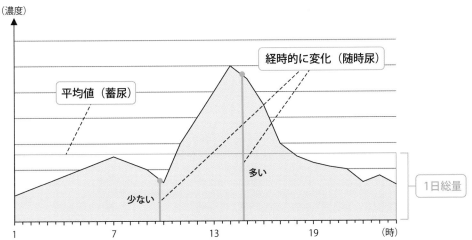

▼ **ある物質の尿中濃度（1日の推移）**

（濃度）

経時的に変化（随時尿）

平均値（蓄尿）

多い

少ない

1日総量

1　　　　　7　　　　　13　　　　　19　　　　（時）

・蓄尿は平均値であり、尿量をかけることで1日総量を導き出せる
・随時尿は時間帯により大きく変動する可能性があり、結果の解釈に注意が必要

かの手段で代替可能な場合は蓄尿を実施するべきではありません[1]。

　例えば、腎機能の評価に関しては、血液検査による推算糸球体濾過量（eGFR）でほぼ代替可能であるため、通常は蓄尿によるクレアチニンクリアランス（Ccr）の算出は不要と判断されます。ただし、eGFRは筋肉量の多いアスリートでは過小評価され、るい痩や四肢切断などで筋肉量が少ない場合には過大評価されることが知られています。このような場合には、やはり蓄尿によるCcrの算出が必要になるかもしれません。しかし、これも血清クレアチニンではなく、血清シスタチンCを用いたeGFRを利用することで解決できる場合も多いのです。最終的に蓄尿が選択される場合には、このように担当医の高度な判断が背景にあるべきと考えてください。

　逆にいえば、思慮なく漫然と実施されている蓄尿を発見した場合は、他の手段で代替可能では？と担当医に問い合わせるとともに、安易な蓄尿をやめるよう提案することもチームの一員である看護師の役割として期待されます。

（森永顕太郎）

文献　1）鈴木正志, 奥川周, 内田美保, 他：病院感染対策を目的とした蓄尿検査オーダーの適正化. 日本環境感染学会誌 2013；28(3)：173-177.

Q19

酸素投与の指示で、フェイスマスクとベンチュリーマスクはどう使い分けているの?

A 酸素濃度を一定に保ちたい場合はベンチュリーマスクなどの高流量デバイスを、そうでない場合はフェイスマスクなどの低流量デバイスを使用します。

事例紹介

酸素マスクを装着中に、「ベンチュリーにして!」と医師からの指示。
同じSpO_2値で流量指示も変わらないのに、患者さんによってフェイスマスクになったりベンチュリーマスクになったり、使い分けがわからない……。

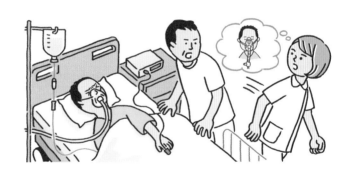

 おさえておきたい知識

酸素流量にあわせて投与デバイスが異なる

　酸素を投与するためのデバイスは、大きく分けて低流量方式と高流量方式の2つに分けられます。

　低流量デバイスは鼻カニューラやフェイスマスク、リザーバーマスクが挙げられます。

　一方、高流量デバイスはベンチュリーマスクやベンチュリーネブライザー(インスピロン®ネブライザー、アクアパック®ネブライザー)、ネーザルハイフローが挙げられます[1]。

　そのほかに非侵襲的陽圧換気(NPPV)や人工呼吸器、乳幼児向けの酸素テントなどもありますが、ここでは割愛します。

▼ 酸素療法に用いられる主なデバイス

デバイス	低流量			高流量		
	鼻カニューラ	フェイスマスク	リザーバーマスク	ベンチュリーマスク	ベンチュリーネブライザー	ネーザルハイフロー
流量	〜4L/分	5〜10L/分	6〜15L/分	30〜50L/分	6〜84L/分	5〜60L/分
吸入気酸素濃度(F_IO_2)	〜40%	〜60%	〜80%	24〜50%	35〜50%	21〜100%

医師のアタマにあるオーダーの「根拠」

酸素濃度を考慮してデバイスを選択

　低流量デバイスと高流量デバイスの違いは、一定の酸素濃度を保つことができるかどうかです。高流量デバイスは酸素濃度を一定に保つことができますが、低流量デバイスはできません。

　その違いは、酸素を含む空気の流量によります。低流量デバイスは最大で15L/分までしか流せませんが、高流量デバイスは30L/分以上の空気を流すことができます。

　健常人では、1回あたりの呼吸で吸い込む量（換気量）が500mL程度で、吸い込む時間（吸気時間）が1秒程度です。つまり、空気を吸い込む速度（吸気流速）は1秒あたり500mL、1分あたり30Lとなります。低流量デバイスでは、最大で15L/分までしか流せません。そのため、吸気流速の30L/分を満たすことができず、足りないぶんはデバイス外の空気を吸うこととなります。また、換気量や吸気時間は体格や病態によるため、吸気流速は一定では

ありません。そのため、デバイスからの酸素とデバイス外からの空気の割合は一定にならず、投与される酸素濃度も一定となりません。

　リザーバーマスクは吸気時以外に流れてくる酸素を溜めておくことができます。そのため、デバイス外の空気を吸わなくて済むように思われますが、実際はマスクの隙間から空気が入り込んでおり、こちらも一定の酸素濃度とはなりません。

　高流量デバイスは30L/分以上もの空気を流すことができるため、デバイスから供給される一定の酸素濃度の空気のみを吸うことが可能となります。

　したがって、低流量デバイスは酸素濃度を一定に保つ必要がないとき、高流量デバイスは酸素濃度を一定に保つ必要があるときに使用します。酸素濃度を一定に保つ必要がある状況としては、CO_2ナルコーシスのリスクがある慢性閉塞性肺疾患（COPD）の患者や1回毎の換気が安定しない患者などが挙げられます。

▼ 低流量による酸素流量と吸入酸素濃度のイメージ

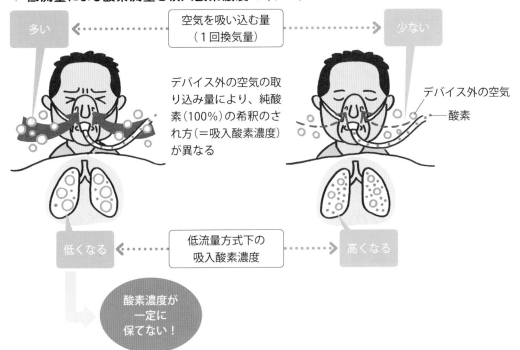

空気を吸い込む量
（1回換気量）

多い ◀ ┈┈┈┈ ┈┈┈┈ ▶ 少ない

デバイス外の空気の取り込み量により、純酸素（100％）の希釈のされ方（＝吸入酸素濃度）が異なる

デバイス外の空気

酸素

低流量方式下の
吸入酸素濃度

低くなる ◀ ┈┈┈┈ ┈┈┈┈ ▶ 高くなる

酸素濃度が
一定に
保てない！

🖐 ケアにつなげる！

　高流量デバイスを使用するうえでの注意点として、まず病態によっては吸気流速が大きくなることがあり、<u>流速が30L/分では足りない可能性があります</u>。そのため、患者の状態をみて流速を調整する必要があります。

　また、一般的な酸素流量計は15L/分までしか供給できず、<u>ベンチュリーマスク・ネブライザーでは50％以上の高濃度酸素を投与す</u><u>ることができません</u>。この場合は、リザーバーマスクやネーザルハイフローに切り替える必要があります。状況によっては、NPPVや人工呼吸器での管理のほうが望ましい場合もあります。

　患者の呼吸状態や病態に合ったデバイスかどうか、日々評価していくことが大切です。

（齋藤大之）

文献 ｜ 1）尾崎孝平,山口和之,安田あかり：呼吸管理のデバイス 吸入酸素療法〔2回連載〕（2）インターフェイスを中心に．人工呼吸 2019；36（1）：46-56.

DVT予防で、弾性ストッキングとフットポンプのどちらも必要なの？なぜ医師によって使い分けが異なるの？

A DVTリスクの高い患者にはフットポンプが推奨されます。中リスクの患者ではどちらか一方で構いません。

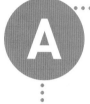 おさえておきたい知識

深部静脈血栓症（DVT）とは

深部静脈血栓症（DVT）は入院患者の10～15％に認められ、そのうち70％は症状がありません。一方でDVTは肺塞栓症（PE）の原因であり、PEを発症した場合は14％が死亡す

ると報告されています。そのため、原因であるDVTを予防することは重要です。

DVT予防の方法

DVTの予防方法は理学療法と抗凝固療法があります。

 各領域のVTEのリスクの階層化

リスクレベル	一般外科・泌尿器科・婦人科手術
低リスク	60歳未満の非大手術 40歳未満の大手術
中リスク	60歳以上、あるいは危険因子のある非大手術 40歳以上、あるいは危険因子がある大手術
高リスク	40歳以上のがんの大手術
最高リスク	VTEの既往あるいは血栓性素因のある大手術

総合的なリスクレベルは、予防の対象となる処置や疾患のリスクに、付加的な危険因子を加味して決定される。付加的な危険因子（下表）を持つ場合にはリスクレベルを1段階上げることを考慮する。大手術の厳密な定義はないが、すべての腹部手術あるいはその他の45分以上要する手術を大手術の基本とし、麻酔法、出血量、輸血量、手術、時間などを参考として総合的に評価する

日本循環器学会：肺血栓塞栓症および深部静脈血栓症の診断，治療，予防に関するガイドライン（2017年改訂版），2018：70.
https://www.j-circ.or.jp/cms/wp-content/uploads/2017/09/JCS2017_ito_h.pdf（2021.5.10.アクセス）より許諾を得て転載

▼ 一般外科・泌尿器科・婦人科手術（非整形外科）患者におけるVTE のリスクと推奨される予防法

リスクレベル	推奨される予防法
低リスク	早期離床および積極的な運動
中リスク	早期離床および積極的な運動 弾性ストッキングあるいはIPC
高リスク	早期離床および積極的な運動 IPCあるいは抗凝固療法[*,†]
最高リスク	早期離床および積極的な運動（抗凝固療法[*]とIPCの併用）あるいは（抗凝固療法[*,†]と弾性ストッキングの併用）

*：腹部手術施行患者では、エノキサパリン、フォンダパリヌクス、あるいは低用量未分画ヘパリンを使用。予防の必要なすべての高リスク以上の患者で使用できる抗凝固薬は低用量未分画ヘパリン。最高リスクにおいては、低用量未分画ヘパリンとIPCあるいは弾性ストッキングとの併用、必要ならば、用量調節未分画ヘパリン（単独）、用量調節ワルファリン（単独）を選択する

エノキサパリン使用法：2,000単位を1日2回皮下注（腎機能低下例では2,000単位1日1回投与を考慮）、術後24～36時間経過後出血がないことを確認してから投与開始（参考：わが国では15日間以上投与した場合の有効性・安全性は検討されていない）。低体重の患者では相対的に血中濃度が上昇し出血のリスクがあるので、慎重投与が必要である

フォンダパリヌクス使用法：2.5 mg（腎機能低下例は1.5 mg）を1日1回皮下注、術後24時間経過後出血がないことを確認してから投与開始（参考：わが国では腹部手術では9日間以上投与した場合の有効性・安全性は検討されていない）。体重40 kg未満、低体重の患者では出血のリスクが増大する恐れがあるため、慎重投与が必要である

†：出血リスクが高い場合は、抗凝固薬の使用は慎重に検討しIPCや弾性ストッキングなどの理学的予防を行う

日本循環器学会：肺血栓塞栓症および深部静脈血栓症の診断，治療，予防に関するガイドライン（2017年改訂版），2018：70.
https://www.j-circ.or.jp/cms/wp-content/uploads/2017/09/JCS2017_ito_h.pdf（2021.5.10.アクセス）より許諾を得て転載

　理学療法は①早期離床と積極的な運動、②弾性ストッキング、③間欠的空気圧迫法（IPC、フットポンプ）が挙げられます。

　抗凝固療法は未分画ヘパリンや低分子ヘパリン、ワルファリンなどの抗凝固薬を用います。

　予防方法は患者ごとにDVT（静脈血栓塞栓症：VTE）のリスクを評価し、選択します。周術期のリスク分類、リスクごとの予防法はそれぞれ表の通りです[1]。非周術期の場合は、いくつかのスコアリングシステムが提唱されていますが、定まったものはありません。このほかにも患者の全身状態や既往などを考慮し、リスクを決定します。

 ## 医師のアタマにあるオーダーの「根拠」

▋弾性ストッキングと
▋フットポンプの選択

　弾性ストッキングは下肢の静脈を圧迫し、静脈の血流速度を増やすことでDVTが予防できるとされています。フットポンプも、空気により間欠的に下肢を圧迫マッサージすることで同様の効果が得られます。

　弾性ストッキングとフットポンプを比較した研究では、PEの発生率は変わりありませんが、フットポンプのほうがDVTの発生率が低いと報告されています[2]。

　また、高リスクの患者に対してはフットポンプか抗凝固療法が推奨されており、弾性ストッキングは推奨されていません。これは、高リスク以上では弾性ストッキングのみでの効果が弱いためです。

　そのため、海外の一部のガイドラインでは、弾性ストッキングの推奨度がフットポン

プに比べ低くなっています[3]。日本では、弾性ストッキングは安価であり、有害事象も軽く、装着によりPE/DVTを周知する効果があることから、中リスクでは使用が推奨されています。

弾性ストッキングとフットポンプの使い分けを考えるとき、中リスクの場合は1日のうち臥床が長い場合はフットポンプを、それ以外は弾性ストッキングを選択することが多いでしょう。高リスク以上であればフットポンプを用います。

ケアにつなげる！

装着による皮膚障害リスクに注意

弾性ストッキングとフットポンプはどちらも皮膚を長時間圧迫するため、皮膚障害のリスクがあります。そのため、まず使用前に下肢の血流が問題ないかの評価や、閉塞性動脈硬化症などの下肢末梢動脈の閉塞性疾患がないか確認が必要です[4]。弾性ストッキングとフットポンプともに複数のサイズがあるため、患者に適したサイズを選択します。

装着後は少なくとも1日2回、褥瘡リスクの高い患者では4～8時間ごとに脱がせ、皮膚の状態を確認します。装着期間は弾性ストッキングではリスクがなくなるまで、フットポンプは十分な歩行が可能となるまでとされています。

早期離床と積極的な運動も大切

DVT予防の基本は早期離床です。弾性ストッキングやフットポンプで予防することはもちろん、可能な範囲で離床を進めることが大切です。また、離床が困難な患者でも、下肢の挙上やマッサージ、足関節の運動を行うことが望ましいです。

（齋藤大之）

▼ 足関節の底背屈自動運動

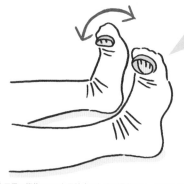

1時間ごとに、
1セット以上
（底屈・背屈）
×30回をめやすに

・足関節の底屈・背屈は反動をつけずにゆっくり行う
・就寝時を除き、1時間あたり1セット（底屈と背屈）×30回（5～6分程度）以上をめやすに行う
・それぞれ5秒ほど同じ位置を保つようにすると、より効果的

久木元貢：術後のVTEを予防するための運動には、どのようなものがあるの？．船橋整形外科病院看護部編著，整形外科ナースのギモン，照林社，東京，2019：196．より引用

文献
1）日本循環器学会，日本医学放射線学会，日本胸部外科学会，他編：肺血栓塞栓症および深部静脈血栓症の診断，治療，予防に関するガイドライン（2017年改訂版），2018：70.
https://j-circ.or.jp/old/guideline/pdf/JCS2017_ito_h.pdf（2021.5.10.アクセス）
2）Ho KM, Tan JA. Stratified meta-analysis of intermittent pneumatic compression of the lower limbs to prevent venous thromboembolism in hospitalized patients. *Circulation* 2013; 128: 1003-1020.
3）Gould MK, Garcia DA, Wren SM, et al. Prevention of VTE in Nonorthopedic Surgical Patients: Antithrombotic Therapy and Prevention of Thrombosis, 9th ed: American College of Chest Physicians Evidence-Based Clinical Practice Guidelines. *CHEST* 2012；141（2）：e227S-e277S.
4）日本褥瘡学会編：第Ⅱ部 医療関連機器別予防・管理　第1章 深部静脈血栓塞栓症予防用弾性ストッキング、および間欠的空気圧迫装置．ベストプラクティス 医療関連機器圧迫創傷の予防と管理，照林社，東京，2016：24-38.

経管栄養の投与指示で、なぜ24時間持続投与する場合があるの?

A 重症患者は循環動態や病態により24時間の持続投与が望ましい場合があります。また、持続投与では下痢や誤嚥などの合併症が少なくなるという利点があります。

事例紹介

敗血症性ショックで循環動態が不安定な患者さん。「ボーラス投与ではなく24時間持続投与」と経管栄養を開始する指示があったけれど……。

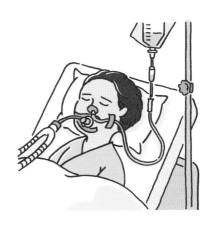

医師のアタマにあるオーダーの「根拠」

経腸栄養は早期に開始したい

経管(経腸)栄養の投与方法は、1回量をボーラスまたは数時間かけて投与する間欠投与と、24時間かけて20〜50mL/時の速度で経腸栄養ポンプを用いて投与する持続投与があ

ります。

重症患者では、早期経腸栄養開始により感染性合併症や死亡率が低下することが示されており、栄養管理に関するガイドラインでもICU入室後24〜48時間以内の経腸栄養開始が推奨されています[1]。特に重症患者では、循

53

環動態や病態によっては、間欠投与よりも持続投与のほうが望ましい場合が多く、以下にその例を説明します。

例1：循環動態が不安定な場合

循環動態が不安定になると、腸管血流が低下します。その状態で栄養を投与すると、消化管での酸素消費量が増大し腸管血流は増加しますが、低心拍出量や血行障害下では腸管血流が十分に増やせず、腸管虚血や壊死を引き起こすことがあります。

腸管虚血のリスクとなるカテコラミンや安全な経腸栄養の投与量などの閾値は不明ですが、循環不全での経腸栄養は10〜20mL/時程度の低用量持続投与で開始し、状態をみながら漸増することが望ましいとされています。

例2：入院前に食欲不振や長期絶食など健康問題があった場合

入院前まで食事を問題なく摂取していた患者では、消化管の吸収・排泄機能にさほど問題はないと考えられます。しかし、入院前から食欲不振が続いていた患者や、長期間の絶食期間があった患者の小腸粘膜は菲薄化が起こっており、消化管の吸収・排泄機能が低下していると考えられています。

そのような状態で多量の栄養剤を投与すると、激しい下痢を生じる場合があるため、消化管の吸収・排泄機能の低下が予測される場合には、少量ずつの持続投与が無難とされています。

例3：下痢や誤嚥などの合併症を考慮する場合

持続投与による死亡率や感染症発症率の減少、在院日数の短縮に関するエビデンスはありませんが、持続投与により下痢や誤嚥の発生率が低下し、目標カロリー到達までの期間の短縮が報告されています[2]。

1. 下痢のリスク

下痢については、一例として熱傷患者では持続投与と間欠投与を比較した研究があり、持続投与では下痢の発生が有意に抑制されていたという報告があります[2]。下痢が発生すると看護ケアが増えたり、経腸栄養の継続自体に支障を及ぼしうるため、重症患者の経腸栄養は持続投与から開始したほうが無難と考えます。

2. 誤嚥のリスク

誤嚥については、持続投与と間欠投与を比較した研究では誤嚥の発生率に有意差はないものの、間欠投与による早期経腸栄養（入院から24〜48時間以内に開始）では、入院から5日目以降に開始した場合よりも誤嚥性肺炎の発症率が増加するという報告もあります[3]。誤嚥のハイリスク患者や消化管を用いた栄養投与が困難な場合（嘔吐が多いなど）でも持続投与にすることが推奨されています[1]。

また、持続投与には侵襲時における高血糖を抑制する効果もあるとされており[4]、厳密な血糖管理を要する場合は持続投与が推奨されています。

例4：重症急性膵炎など腹腔内に炎症がある場合

腹腔内の炎症では、小腸よりも胃の蠕動がより低下するため、可能であれば経空腸での栄養投与が望ましいとされています。経空腸栄養では下痢やダンピング症状を生じやすいため、栄養剤を緩徐に投与する必要があり、一般的には持続投与を行います。

（小松祐美）

文献

1）日本集中治療学会：日本版重症患者の栄養療法ガイドライン．日集中医誌 2016；23：185-281.

2）Hiebert JM, Brown A, Anderson RG, et al. Comparison of continuous vs intermittent tube feedings in adult burn patients. *JPEN J Parenter Enteral Nutr* 1981；5：73-75.

3）Ibrahim EH, Mehringer L, Prentice D, et al. Early versus late enteral feeding of mechanically ventilated patients: results of a clinical trial. *J Parenter Enteral Nutr* 2002；26：174-181.

4）Shang E, Geiger N, Sturm JW, et al. Pump-assisted versus gravity-controlled enteral nutrition in long-term percutaneous endoscopic gastrostomy patients: a prospective controlled trial. *JPEN J Parenter Enteral Nutr* 2003；27：216-219.

Q22

入院中は、なぜ定期的に 体重測定の指示が出るの?

A

体重は患者の「水分出納バランス」の 指標になるからです。

 ### 医師のアタマにあるオーダーの「根拠」

その輸液は足りているか （水分必要量の計算）

　患者の1日の水分出納（in/out）バランスは、どのように計算されるでしょうか?

1日の水分出納バランス（1日水分必要量）=
「1日の水分摂取量」-「水分喪失量」

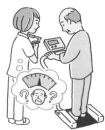

という式で算出されます。「水分喪失量」が正確に測定できれば、水分必要量が計算できます。

　一般的に院内で水分摂取量に含まれるものは「輸液量」「輸血量」「栄養に含まれる水分量」です。しかし、水分喪失量に含まれるものは「尿量」「便量」、肺や皮膚から排泄される「不

感蒸泄」、術後患者の「ドレーン排液量」や「出血量」「滲出液」などさまざまです。尿量や便量はある程度正確に記録することができますが、不感蒸泄はどうでしょうか?　計算上は平熱36.5℃の人間が28℃の室内にいる場合、1日の不感蒸泄はおおよそ15mL/kg/日と算出されます。

　しかし、発熱や室内温度の変化に伴って不感蒸泄も変化します。熱傷や皮膚軟部組織感染症の患者では、不感蒸泄は増加します。さらに滲出液や出血量が多い病態の患者では、いよいよ正確な計算は困難となります。

　そこで、水分喪失量が正確に測定できない場合、水分必要量の計算に体重測定が役立ちます。体重が徐々に減少していれば、水分喪失量＞水分摂取量となり、マイナスバランスになっていることがわかります。必要に応じて、輸液や栄養量の増量を検討します。体重が増加傾向であれば、水分喪失量＜水分摂取量となりプラスバランスになっていることが

▼ 体重から考えられる水分出納バランス

体重	考えられる水分出納バランス	対応
減少傾向	水分喪失量＞水分摂取量	必要に応じて、輸液や栄養量の増量を検討
増加傾向	水分喪失量＜水分摂取量	不要な輸液は適宜減量を検討

わかります。不要な輸液は浮腫や呼吸不全の原因になりますので、適宜減量を検討します。

患者はむくんでいないか（除水量の計算）

体重測定が水分必要量の計算に役立つ可能性について解説しました。そのほかに、体重測定は除水量の計算にも役立ちます。

1. 慢性心不全、慢性腎臓病などの場合

例えば慢性心不全や慢性腎臓病の患者は、生活習慣や感染症を契機に、徐々に全身に浮腫が出現（特に下肢）します。なかには胸水や肺水腫が出現し、呼吸困難を呈して入院することがあります。これを体液過剰状態といいます。

患者の心機能にもよりますが、利尿薬や血液透析で除水を行い、治療します。呼吸困難や全身の浮腫が改善し、体重も入院時に測定した値から入院前の値まで戻るならば、退院を検討することができます。

2. ショックや意識障害などの場合

また、ショックや意識障害などの重症患者では、輸液や輸血などが大量に必要となる場合があります。入院が長期化すると、さらに毎日の水分出納がプラスバランスに傾き、「体液過剰」状態となる場合があります。そのため、毎日の水分出納バランスが重要になっ

てきます。

しかし、入院が長期化すればするほど、計算上の水分喪失量も正確ではなくなってきてしまいます。なぜなら前述の通り、水分喪失量は正確には測定できないからです。したがって、入院時や入院中に定期的な体重測定を行うことで、記録上の水分出納バランスと実際の体重の増減の違いを確認します。記録以上に体重が増加している場合、診察上も全身に浮腫が著明であったり、胸部単純X線写真で胸水を認めたりすることが多いです。その場合も心機能に注意しながら適宜利尿薬を投与したり、血液透析で除水を行ったりすることで体液過剰状態を是正していきます。

水分摂取量でよく見落とされるポイントは、抗菌薬などを溶解する生理食塩液です。1回あたりは50〜100mLですが、1日に何度も投与されていることがあります。

水分喪失量でよく見落とされるポイントは便量です。尿量やドレーン排液量は目盛りのある容器で計測しますが、便量は重さを計測しないとわかりません。下痢や水様便の場合は水分喪失量も多いです。測定した体重と水分出納バランスの計算がずれてくる場合は要チェックです。

（刀禰舘英久）

文献 　1）村田洋章，讃井將満：ICUにおける体重測定：ルーチンに伴う脆さ．*INTENSIVIST* 2014；6（3）：533-537.

Q23 血糖指示（インスリン投与）には、なぜスケール投与と定時投与の場合があるの？

A 患者のストレス状態は血糖値を変動させます。状態に応じて、血糖管理を行うことが大切です。

 ### おさえておきたい知識

血糖値が低下すると生じる症状

身体のエネルギーとなる血糖は、低すぎても高すぎても身体にとっては有害です。血糖値が下がると、さまざまな症状が出現します。これを低血糖症状といいます。一般的に血糖値は70mg/dL以下になると空腹感や動悸、冷汗が出現します。さらに50mg/dL以下になると頭痛や悪心が出現し、30mg/dL以下になると意識障害やけいれんが出現し、死亡に至ります。血糖値が70mg/dLより低い場合や70mg/dLより高いが低血糖症状を呈している場合、低血糖と診断されます。

血糖値が上昇すると生じる症状

血糖値が上がり続けても、患者にはさまざまな有害事象が出現します。一般的に慢性期では、血糖値が180mg/dL以上であれば高血糖と診断されます。しかし、血糖値300mg/dL程度までは無症状であることも多いです。

さらに血糖値が上昇すると、意識障害が出現します。糖尿病ケトアシドーシスや高浸透圧高血糖症候群などが該当します。

このように、意識障害の患者でまず血糖値を測定するのは、低血糖や高血糖が隠れているからです。

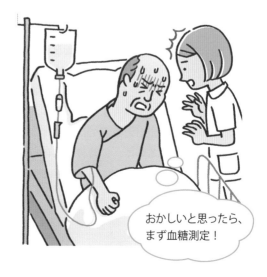

おかしいと思ったら、まず血糖測定！

医師のアタマにあるオーダーの「根拠」

健常人の身体は、低血糖や高血糖にならないようにさまざまなホルモンが分泌され、血糖値は至適範囲内となるよう調節されています。しかし、糖尿病患者ではインスリンの分泌量が低下していたり、インスリンの効き目が悪くなっていたり（インスリン抵抗性）するので、生活習慣の是正や薬物療法を行います。

しかし、糖尿病ではない患者であっても、血糖値をしっかり管理すべき場合があります。

高ストレス下では血糖値が大きく変動する

1．周術期の場合

例えば、周術期では患者の血糖値が著しく変動する可能性があります。術前・術後の禁飲食では低血糖を引き起こしたり、手術の侵襲や術後の疼痛によるストレスは、交感神経を刺激して高血糖を引き起こしたりします。さらに、術後高血糖は手術部位感染（SSI）を引き起こす可能性が高くなります。

2．敗血症の場合

敗血症の患者でも血糖値が上昇します。これは、炎症によるストレスが交感神経を刺激して、高血糖を引き起こすからです。さらに敗血症性ショックに至るとステロイドを投与する場合があり（相対的副腎不全）、これも高血糖を引き起こす原因となります。

スケール投与による血糖管理

こういったさまざまなストレスがかかった患者では、なかなか血糖値の推移を正確に予測することができません。仮にインスリンを定時投与にしてしまうと、過剰投与や過小投与となり、低血糖や高血糖を引き起こしてしまう可能性があります。

したがって、周術期や敗血症などの高ストレス下の患者では、スライディングスケールを使用し、著明な低血糖を引き起こさないようにモニタリングしながら、高血糖を是正していくことが必要となります。

ケアにつなげる！

一方で、血糖値が上昇してからインスリンを投与していくことは、スライディングスケールの欠点でもあります。

集中治療領域では、より血糖変動を減らすために、24時間かけて経管栄養の持続投与 Q21 や中心静脈栄養を行い、経静脈的にインスリンを持続投与する方法もあります。食事量や運動量の安定した患者では必要インスリン量が予測できるので、定時投与のほうがより血糖値の変動を少なくすることができます。

血糖管理で何よりも大切なことはいち早く低血糖症状に気づくことです。高齢者では自覚症状に現れない場合も多いので、"患者の様子がいつもと違うな"と感じたら、すぐに血糖測定をしましょう。簡易血糖測定器であれば、すぐに血糖値の測定が可能で、迅速にブドウ糖の投与を行うことができます。

（刀禰館英久）

文献　1）吉藤歩：みんなで解決！病棟のギモン．第30回 2型糖尿病患者の外科手術，血糖管理ってそんなに大事なの？ レジデントノート 2018；20（9）：1551.

既往に糖尿病がないのに、なぜ血糖測定の指示が出るの?

A 感染症に対して、血糖コントロールが大切だからです。

事例紹介

敗血症で入院中の患者さん。糖尿病の既往もないのに、血糖測定の指示があったけれど……。

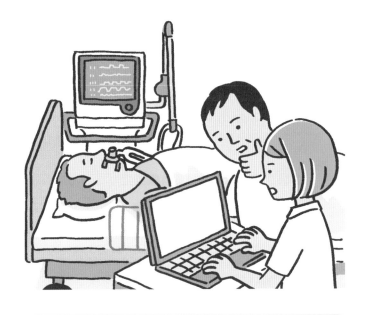

 医師のアタマにあるオーダーの「根拠」

敗血症では血糖コントロールが重要

　敗血症の患者では、インスリン抵抗性の増大により高血糖が頻繁に生じます。また、感染の治療に対するブドウ糖輸液、ステロイド療法およびカテコラミン投与がインスリン抵抗性をさらに増悪させ、高血糖を増強させます。

　高血糖が発症あるいは継続することにより、多核白血球の粘着能・走化能・貪食能・殺菌能が低下し、感染防御能が低下します。このため、敗血症患者における血糖降下療法

は重要です。

▌目標血糖値や
▌管理に関するエビデンス

1. Loeuven study Ⅰ・Ⅱ

　目標血糖値や管理に関して、2001年と2006年に1施設無作為化比較試験（RCT）であるLoeuven study Ⅰ・Ⅱが行われ、80〜110mg/dLの血糖管理（強化インスリン療法：IIT）では、死亡率・有病率が減少するが、低血糖発生率が有意に上昇を示しました。

　110〜150mg/dLを目標とするならば、死亡率が軽減し、低血糖発生率は増加しないが、有病率は減少しないと報告されました[1)-2)]。

2. VISEP trial

　上記の結果をもとに、2008年に敗血症患者を対象としたIITの効果を検証したVISEP trialでは、IIT群による28日死亡率の低下は1.3％と軽微で、統計学的有意差はありませんでした。また、90日死亡率の検討では、IITは有意でないが4.3％死亡率を増加させました。低血糖（40mg/dL以下）の発生率は、コントロール群の4.1％と比較して、IIT群で

は17.0％と有意に増加を示しました。また、低血糖の発生は敗血症患者の90日死亡の増加にかかわると報告されました[3)]。

3. NICE-SUGAR trial

　2009年に報告されたNICE-SUGAR trialはICU患者を対象にIITに有効性を検討した最大の多施設無作為化比較試験で、IITの90日死亡に対する効果を通常血糖管理群（目標血糖値144〜180mg/dL）と比較した研究であり、IITの検討に関して最も信頼に足るRCTであると評価を得ました。これによると、IITは28日死亡を有意でないが1.5％上昇させ、90日死亡を2.6％有意に上昇させました。

　重症敗血症患者を対象としたsub-set analysis（臨床研究に参加した患者全員ではなく、その一部について結果を評価すること。今回での一部は重症敗血症患者を意味する）でも、IITは90日死亡を有意でないが2.5％上昇させ、敗血症患者に対するIITの有害性が報告されました[4)]。

▌インスリン持続静注による
▌血糖管理が妥当

　現在報告されているすべてのエビデンスを統合すると、敗血症患者に対しIITを施行す

▼ 糖尿病患者における易感染症

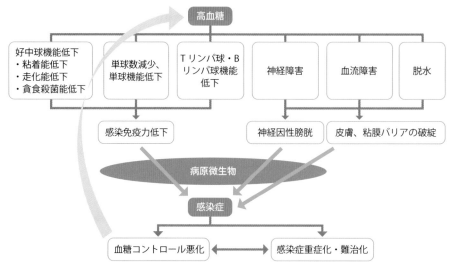

藤田次郎, 比嘉太：感染症. 日内会誌 2013：102（4）：858. より引用

ることは推奨することができません。敗血症患者では、やや高めの血糖帯である144〜180mg/dLを目標としてコントロールし、高血糖と低血糖の発生を防ぐのが最も妥当な方法であり、この血糖管理が敗血症患者の標準治療となると考えます。

　また、血糖値の低下幅が大きいほど、酸化ストレス増大、臓器障害、血管内皮細胞障害増大、アポトーシス促進が生じることが報告されています。

　以上より、速効型インスリン皮下注によるスライディングスケールでのジェットコースター型の血糖コントロールは行うべきではありません。血糖の変動幅をできるだけ抑えるための、インスリン持続静注によるアルゴリズムが必要となることから、糖尿病の有無にかかわらず血糖測定は必要であると考えます。

（西山裕木）

全科共通／栄養管理・血糖コントロールほか

文献
1）van den Berghe G, Wouters P, Weekers F, et al. Intensive insulin therapy in critically ill patients. *N Engl J Med* 2001；345(19)：1359-1367.
2）van den Berghe G, Wilmer A, Hermans G, et al. Intensive insulin therapy in the medical ICU. *N Engl J Med* 2006；354(5)：449-461.
3）Brunkhorst FM, Engel C, Bloos F, et al. Intensive insulin therapy and pentastarch resuscitation in severe sepsis. *N Engl J Med* 2008；358(2)：125-139.
4）NICE-SUGAR Study Investigators; Finfer S, Chittock DR, Su SY, et al. Intensive versus conventional glucose control in critically ill patients. *N Engl J Med* 2009；360(13)：1283 1297.
5）藤田次郎，比嘉太：感染症．日内会誌 2013；102(4)：856-861.

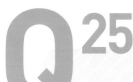
Q25

脂肪乳剤の投与指示で、なぜ、ほかの薬剤と混注できないの？どのルートから投与すべき？

A 他剤と混注すると血管閉塞を起こすリスクがあるからです。投与ルートは、末梢またはCVカテーテルの側管から可能です。

事例紹介

CVライン（シングルルーメン）でフルカリック®2号輸液をフィルター経由で投与中、脂肪乳剤（イントラリポス®）を追加する指示があったけれど、どこから投与したらよいのか……。

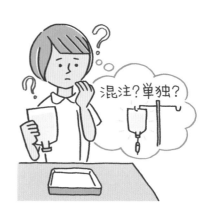

おさえておきたい知識

脂肪乳剤の組成

　脂肪乳剤は、現在10％製剤と20％製剤の2種類があります。10％製剤で1.1kcal/mL、20％製剤で2.0kcal/mLと高カロリーであるため、投与エネルギー量を増加させるうえで有用です。

　脂肪乳剤は10％製剤（250mL）では大豆油25g、精製卵黄レシチン3g、グリセリン5.5gで構成されています。大豆油をそのまま点滴すると粒子が大きいため、カテーテルが詰まります。そのため、精製卵黄レシチンという界面活性剤を用いて乳化し、平均0.25μmの小さな粒子にすることで点滴することが可能になっています。油を粒にして水に散らしたイメージをもってください。

　また、このままの製剤では浸透圧がとても小さいため、グリセリンを入れることで生理食塩液と同じ浸透圧に調製しています。

▼ 脂肪乳剤の分離の過程

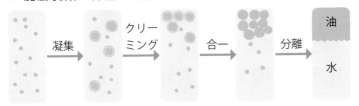

凝集 → クリーミング → 合一 → 分離 → 油/水

▼ インラインフィルターの例

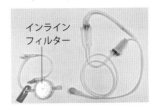

インラインフィルター

医師のアタマにあるオーダーの「根拠」

混注すると脂肪粒子により血管閉塞が起こりうる

通常の脂肪乳剤は、水のなかに油の微粒子が均等に分散している状態です。他の輸液と混ざるとレシチンの乳化する力が減少し、やがて脂肪粒子が崩壊し、油が分離していきます。その後、脂肪粒子が粒子間引力により集まった状態となり、脂肪粒子が連続相との比重差により浮上し、液の上下で濃度差が生じ、やがて油層と水層に分離します。そのため、粒子が大きくなり、そのまま血管内に入ると血管閉塞を起こすことになります。

名徳ら[1]の実験では、各種輸液製剤と脂肪乳剤の混合による25℃条件下での粒子径別不溶性微粒子数の経時的変化で、注射用水と5％ブドウ糖は168時間経過してもわずかに粒子の粗大化がみられるのみでした。しかし、その他の電解質輸液、アミノ酸含有栄養輸液、血漿増量剤では経時的な粒子の粗大化を認めました。そのため、原則として単独投与を行うほうが安全です。

投与ルートは根拠をもとに選択する

脂肪乳剤は、グリセリンにより生理食塩液とほぼ同じ浸透圧であるため、末梢静脈から投与可能です。また、平均粒子径0.25μmで

あり、0.22μmのフィルターを通過できないため、インラインフィルターを介して投与できません。

脂肪乳剤は微生物が増殖しやすく、時間経過とともに多くの菌が増殖性を示すため、米国疾病管理予防センター（CDC）のガイドライン[2]では経静脈的に脂肪乳剤を投与する際には点滴ラインを24時間で交換することを推奨しています。

また、『静脈経腸栄養ガイドライン』[3]では、「脂肪乳剤の投与は中心静脈ラインの側管から投与可能である」とあります。この場合、他剤と薬剤が混ざるため、粒子の粗大化が問題となりますが、各種栄養輸液の投与ルートの側管から脂肪乳剤を投与し、粒子の安定性を評価した名徳[4]の実験では、栄養輸液との接触時間が短い場合、脂肪粒子の安定性の観点からは、粗大粒子の増加は招きにくいことが確認されています。

また、中心静脈や末梢静脈に共通することですが、カテーテルやデバイスへの脂肪乳剤の凝集・付着により感染・閉塞する可能性があるため、投与後には十分量の生理食塩液でフラッシュするようにしましょう。

（奥村滋邦）

Part 1

全科共通／栄養管理・血糖コントロールほか

文献

1）名徳倫明，池田賢二，廣谷芳彦：光遮断型自動微粒子測定装置を用いた脂肪製剤と各種輸液製剤との配合変化の評価．日本薬学会年会要旨集 2008；128（4）：164.
2）O'Grady NP, Alexander M, De'11inger EP, et al. Guidelines for the prevention of intravaseular catheter-related infections. *MMWR Recomm Rep* 2002；51：1-29.
3）日本静脈経腸栄養学会編：静脈経腸栄養ガイドライン 第3版，照林社，東京，2013：39-42.
4）名徳倫明：脂肪乳剤と配合変化．外科と代謝・栄養 2017；51（2）：103-110.

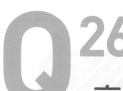

Q26

Part 1 全科共通 ｜ 栄養管理・血糖コントロールほか

高カロリー輸液を
CVカテーテルから投与する指示。
なぜ末梢から投与してはいけないの?

A 高カロリー輸液は浸透圧が高く、pHが低いので、末梢から投与すると静脈炎を引き起こすためです。

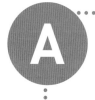 おさえておきたい知識

 高カロリー輸液の組成

　中心静脈栄養輸液製剤(高カロリー輸液)の基本組成は、糖・電解質液、アミノ酸製剤、高カロリー輸液用総合ビタミン剤、高カロ

リー輸液用微量元素製剤を混合したものです。
　現在は、さまざまな組み合わせの高カロリー輸液用キット製剤が市販されています。高カロリー輸液用キット製剤の種類としては、高カロリー輸液基本液(糖・電解質液)で

▼ **主な高カロリー輸液の組成(混合時)**

製品名	液量(mL)	糖質(g)	アミノ酸(g)	電解質(mEq/L)				熱量(kcal/L)	浸透圧比*	糖濃度(%)	pH
				Na⁺	K⁺	Ca²⁺	Cl⁻				
エルネオパ®NF 1号輸液	2,000	240	40	100	44	8	100	1,120	約4	12.0	5.23
フルカリック® 1号輸液	1,806				60	17	98			13.29	4.94
エルネオパ®NF 2号輸液	2,000	350	60	101	54	10	100	1,640	約6	17.5	5.42
フルカリック® 2号輸液	2,006			100	60	17	98		約5	17.45	4.96

＊生理食塩液に対する比

林太祐：ソルデム1輸液にブドウ糖が入っているの？. 伊勢雄也監修, くすりに関するナースのギモン, 照林社, 東京, 2020：177. および添付文書・インタビューフォームをもとに作成

あるハイカリック®、高カロリー輸液基本液とアミノ酸製剤の組み合わせ（ピーエヌツイン®、アミノトリパ®、ユニカリック®）、高カロリー輸液基本液とアミノ酸製剤に脂肪乳剤を組み合わせたキット製剤（ミキシッド®）、さらに高カロリー輸液基本液とアミノ酸製剤に高カロリー輸液用総合ビタミン剤を加えたもの（フルカリック®、ネオパレ

ン®）、さらに高カロリー輸液用微量元素製剤まで加えたもの（エルネオパ®）があります。

中心静脈栄養製剤は高カロリー輸液基本液や高濃度ブドウ糖液をベースに、各種電解質製剤、アミノ酸製剤、高カロリー輸液用総合ビタミン剤、高カロリー輸液用微量元素製剤を混合して作成されています[1]。

医師のアタマにあるオーダーの「根拠」

静脈炎を起こすリスクを防ぐ

高カロリー輸液を末梢から投与すると静脈炎が起こります。静脈炎とは静脈壁の内膜の炎症であり、静脈にそって疼痛や発赤や腫脹を伴います。原因は輸液製剤のpHや浸透圧、糖濃度と関係しています。

人間の血液におけるpHは7.35〜7.45で維持されていますが、酸性やアルカリ性の強い薬剤を注入すると血管内膜の損傷が起こりやすくなります。静脈栄養製剤は酸性が強ければ強いほどメイラード反応といわれるブドウ糖とアミノ酸の配合時に生じる褐色現象を防げるため、pHは4〜5で調製されています。また、ブドウ糖とアミノ酸の接触を防ぐためにツインバック製剤になっています。

他のリスクとして、高い浸透圧が挙げられます。人間の血液の浸透圧は280〜290mOsm/Lです。通常の生理食塩液もそれに合わせて285mOsm/Lとなるように調製されていますが、『静脈経腸栄養ガイドライン』[1]でも輸液の浸透圧比（生理食塩液と比較した浸透圧比）が3以上もしくは900mOsm/L以上の浸透圧の輸液を末梢から投与すると、静脈炎が生じるといわれています。そのため、末梢から投与可能な糖濃度としては、一般的に浸透圧比が

▼ 末梢静脈炎の実際

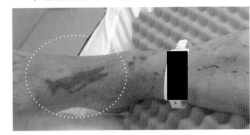

▼ ツインバック製剤（一例）

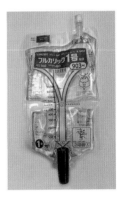

2である10%ブドウ糖が限界とされています。

中心静脈栄養製剤はpHが4〜5と酸性の製剤が多く、また浸透圧比は3〜6と高い製剤がほとんどです。糖濃度に関しても10〜30%と幅広いですが濃度が高い製剤が多くあります。そのため中心静脈栄養製剤は末梢からの投与ができないのです。

（奥村滋邦）

文献
1）日本静脈経腸栄養学会編：静脈経腸栄養ガイドライン第3版. 照林社, 東京, 2013：33-34.
2）倉本敬二：中心静脈栄養キット製剤のリスク・マネジメント. 外科と代謝・栄養 2007；51（5）：257-267.

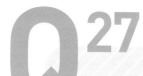

電解質（Na、K、Mg、Pなど）の補正指示、投与方法や量はどのように決めているの？

A 添付文書に沿って、人体に危険がないように考えて投与しています。

事例紹介

①低カリウム血症の患者さん。特に危険な状態で、すぐに電解質の補正を行うよう、医師からカリウム製剤の投与指示があった。

②ラベルには「要希釈」とあるけれど、投与速度やルートはどうすればいいんだっけ？　投与速度を間違えたら、致死性不整脈を誘発するかも!?　気をつけて行わなければ……。

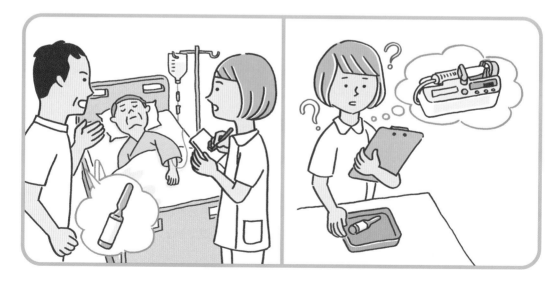

電解質補正はそれぞれ決まりがありますが、ここでは臨床で最も投与時に気をつけなければならないカリウム（K）の補正方法、投与量について述べます。

カリウムの異常値は命にかかわる

そもそも人体の体液中に最も含まれる代表的な陽イオンとしてNa^+、K^+が挙げられます。Na^+の基準値は「135〜145mEq/L」とやや幅がありますが、K^+の基準値は「3.5〜5.0mEq/L」と許容される変動の幅が非常に狭くなっています。

カリウムが異常値となる原因として、高値の場合は腎不全、糖尿病、アジソン病などが挙げられ、主に腎不全などが考えられます。低値の場合は嘔吐、下痢、利尿薬の使用、摂食障害のほか、呼吸不全症候群、アルドステロン症、クッシング症候群など、さまざまな原因が挙げられます。

カリウムの異常値は、神経麻痺や心室性不整脈など、生命の危険に直結する危険性があります。そのため、カリウムのコントロールはとても重要なのです。低カリウム血症の治療として、内服薬の経口摂取や点滴での投与方法がありますが、入院患者に対する治療では点滴での投与補正が第一選択として考えられます。

塩化カリウム投与時の注意点

塩化カリウム注射液（K.C.L.®など）は、各種疾患または状態における低カリウム血症を改善するためのカリウム補給剤として頻用される薬剤です。使用にあたっては、いくつかの原則を守る必要があります。添付文書にも記載されており、使用方法を誤るとK^+の急激な上昇を引き起こす危険性があります。それによって、致死性不整脈を誘発するリスクがあり、過去にもカリウム補給注射剤を急速静注したことによる死亡例が報道されています。

添付文書からは逸脱する話になりますが、心室性不整脈などの心電図異常（モニターを着用している状態）があり、中心静脈ルートが確保されているなどの状態においては、医師の判断において、投与濃度を100mEq/L程度まで上げて投与されることもあります。

末梢静脈ルートから高濃度で投与する場合は静脈炎のリスクも伴うため、注意が必要です。末梢静脈ルートから投与する場合は、上記のように40mEq/L以下に必ず希釈し投与します。以上のような点を考慮し、投与量や投与方法を決めています。

また、カリウムは尿から排泄されます。そのため、尿量が確保されていない腎障害の患者では高カリウム血症にならないか注意して観察しておく必要があります。めやすとしては、0.5mL/kg/時以上がよいとされています。

（西山裕木）

▼ 塩化カリウムを投与する際の注意点

①濃度：本剤は電解質の補正用製剤であるため、必ず希釈して使用する（カリウムイオン濃度として40mEq/L以下に必ず希釈し、十分に混和した後に投与する）

②投与速度：ゆっくり静脈内に投与し、投与速度はカリウムイオンとして20mEq/時を超えない

③投与量：カリウムイオンとして1日100mEqを超えない

④尿量：0.5mL/kg/時以上がよい

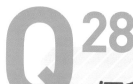

Q28 **Part 1** 全科共通 │ 栄養管理・血糖コントロールほか

便秘でつらそうな患者に、なぜ刺激性緩下剤や浣腸が禁忌となる指示が出るの?

A 器質性便秘に対して投与すると、消化管穿孔などの合併症を引き起こす可能性があるためです。

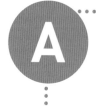

事例紹介

①便秘でつらそうな患者さん。よく使われる下剤のセンナ(アローゼン®)やピコスルファートナトリウム(ラキソベロン®)は使用禁忌と指示があった。

②もし器質性便秘から腸閉塞を起こしていると、刺激性緩下剤の作用で消化管穿孔を起こすかも!? 絞扼性腸閉塞(腸がループを形成)を起こしたら、ただちに緊急手術が必要!

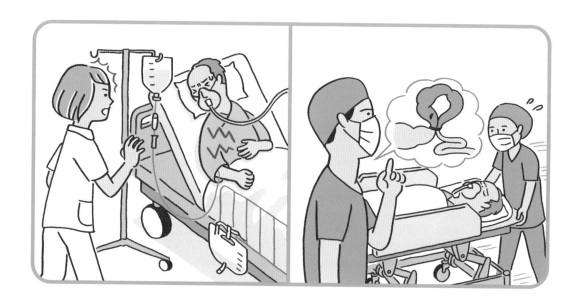

おさえておきたい知識

便秘には、さまざまな原因があります。分類すると、主に機能性便秘（3種類）と器質性便秘の計4種類に分けられます。

機能性便秘の特徴

1. 弛緩性便秘

大腸の運動が低下し、腸管の緊張がゆるんでしまい、蠕動運動が十分行われないため、大腸内に便が長くとどまり、水分が過剰に吸収されて硬くなるタイプです。便秘のなかでも頻度が高く、女性や高齢者に多いです。

2. けいれん性便秘

大腸の過緊張状態によって起こります。副交感神経の過度の興奮により、腸管が緊張しすぎてしまい、便がうまく運ばれないことが特徴です。便の性状としては、小さい便が少量出るタイプです。食後に下腹部痛、残便感などの症状があることもあります。

▼ 便秘の分類と対応

	分類		原因	便の性状	対応
機能性便秘	① 弛緩性便秘	・蠕動運動が低下し、大腸に便が長時間停滞する ・女性や高齢者、長期臥床者に多くみられる	・腹筋力の低下 ・運動不足 ・水分摂取不足 など	・太くて硬い	・塩類下剤などを連日服用して便を柔らかくする ・そのうえで、効果不十分な場合に事前指示として大腸刺激性下剤が用いられる
	② けいれん性便秘	・大腸にけいれん性収縮が起こり便の移動が抑制されるため、食後に下腹部痛が現れる	・精神的ストレス ・環境の変化 など	・兎糞状硬便（便秘と下痢を繰り返すこともある）	・基本的には、非刺激性である塩類下剤を連日服用 ・それでも排便がない場合には浣腸剤や坐薬を用いる
	③ 直腸性便秘	・直腸の排便反射が起こらず、排便困難な状態 ・高齢者や長期臥床者、排便をがまんする習慣のある患者がなりやすい	・下剤・浣腸剤の誤用や乱用 ・度重なる排便刺激の無視	・硬く、断片状に排泄される	・塩類下剤などを連日服用して便を柔らかくする ・そのうえで、効果不十分な場合に事前指示として大腸刺激性下剤または浣腸剤や坐薬が用いられる
器質性便秘		・腸管内容物の通過障害が生じる	・消化管の器質的疾患（腫瘍や炎症などによる狭窄など）	・特徴となる性状はない	原因疾患の解消

井上岳：夜間によく使う薬のポイント 下剤．エキスパートナース 2019；35(13)：33. をもとに作成

3. 直腸性便秘

　直腸に便が停滞することを指します。便が直腸に達しても排便反射が起こらず、直腸に便が停滞して、うまく排便できなくなるタイプです。高齢者や寝たきりの人のほか、痔や恥ずかしさなどにより排便をがまんする習慣がある人に多いとされています。

機能性便秘の治療

　上記のような便秘に対して、センナ（アローゼン®など）やピコスルファートナトリウム（ラキソベロン®）などの刺激性緩下剤は有効とされています。理由としては副交感神経を刺激することで、腸管の蠕動運動を促進させ、麻痺している腸管に本来の動きを取り戻させる効果が期待できると考えられるからです。

器質性便秘の特徴

　器質性便秘とは、がんや腸閉塞など消化管の器質性疾患から生じる便秘で、最も危険な疾患として腸閉塞・イレウスが挙げられます。

器質性便秘の治療

　器質性便秘には刺激性緩下剤や浣腸は禁忌

▼ **腸閉塞とイレウスの違い**

	腸閉塞	イレウス
病態	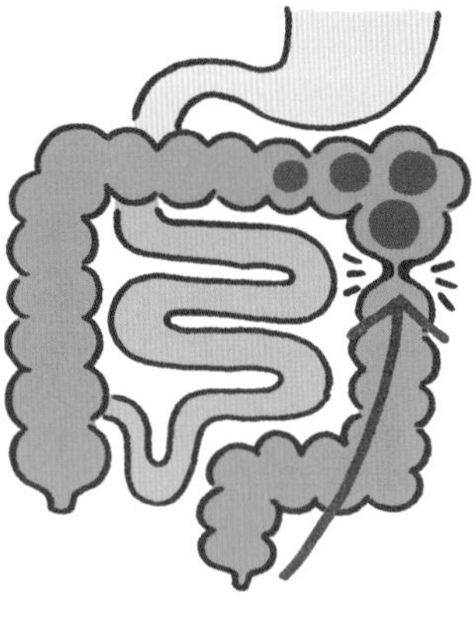 ・腸管内腔が閉塞することによって生じる	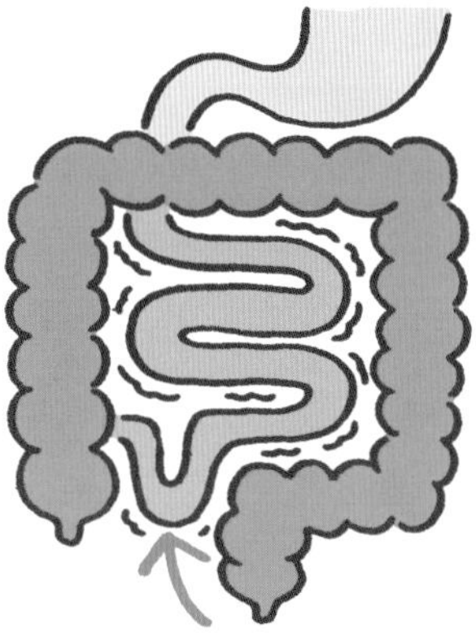 ・腸管蠕動が低下して生じる
主な原因	・術後の癒着、狭窄 ・大腸がんなどの腫瘍 ・ヘルニア ・腸捻転 ・腸重積 ・食物・便・異物・胆石・寄生虫塊など	・（開腹）術直後 ・炎症 ・腸管血流障害 ・薬剤 ・脳梗塞など中枢疾患 ・平滑筋疾患 ・電解質異常　など
観察ポイント	・腹満 ・腹痛 ・悪心・嘔吐 ・便が出なくなる ・聴診での異常（金属性の高音など）	・腹満 ・悪心・嘔吐 ・腸蠕動音の減弱

真弓俊彦, 富田章仁, 馬庭幸詩, 他：腸閉塞・イレウス. エキスパートナース 2017；33（7）：55-60. をもとに作成

とされています。なぜなら器質性便秘は、原因として悪性疾患や炎症によるものが挙げられます。腫瘍であれば外科的介入が必要であり、炎症では抗菌薬投与などが治療として考えられます。

医師のアタマにあるオーダーの「根拠」

　腸閉塞・イレウスとは、何らかの原因で食物やガスなどの腸管内容物が腸管に留まり、肛門側に送られない状態のことを指します。

　腸閉塞とは、腸管の狭窄や屈曲などによって腸管内腔が閉塞する病態で、さらに閉塞性(単純性)腸閉塞と絞扼性(複雑性)腸閉塞に分けることができます。イレウスは腸管蠕動が低下する病態で、腸閉塞との大きな違いは"腸蠕動運動があるか、ないか"です。

　腸閉塞は物理的に腸が詰まっている状態であるため、胃側に留まっている食物やガスを肛門側に送り出そうと、腸蠕動は亢進状態です。そのため、この腸蠕動の亢進した状態で下剤を使用すると、腸管内圧はさらに高まり、腸管穿孔を起こす危険性が出てきます。さらに絞扼性腸閉塞は腸管の血流障害を伴うため、重篤な状態になりやすいのが特徴とされます。激しい腹痛がみられます。

　治療としては、緊急手術になることがあります。このような緊急性の高い腸閉塞の場合、一般的に下剤は禁忌とされています。

＊

　腸閉塞の最も多い原因は「開腹術後の癒着」です。そのため、問診ではこれまでの手術の有無を聞くことが大切です。

(西山裕木)

急変時、なぜ輸液を細胞外液補充液に変更する指示が出るの?

A 特に、血圧低下時などは循環血漿量減少の場合が多いです。細胞外液補充液は細胞内外で水分の移動がないため、輸液により必要な循環血漿量を維持できます。

医師のアタマにあるオーダーの「根拠」

■ 体内水分組成

　体液は大きく細胞内液と細胞外液に分けられます。健常成人の場合、体重を100%とすると細胞内液はおよそ40%、細胞外液は20%とほぼ2：1の構成になっています。さらに、細胞外液は血液の成分である血漿と間質液に分けられ、それぞれ体重の5％、15％という分布になっています。

▼ **体内水分組成（体重を100%として）**

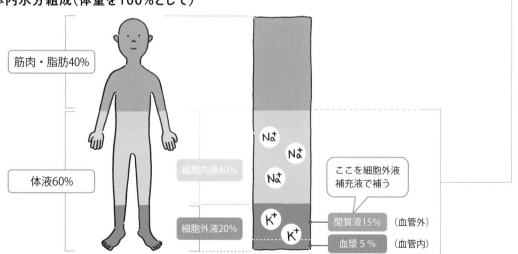

筋肉・脂肪40%

体液60%

細胞内液40%

細胞外液20%

Na⁺ Na⁺ Na⁺

K⁺ K⁺

ここを細胞外液補充液で補う

間質液15%（血管外）

血漿5％（血管内）

侵襲時における体液の変動

外傷や手術などによる臓器、組織の直接損傷、または重症感染などによる炎症反応など、生態侵襲時にはさまざまなメカニズムにより、血漿と間質液の間、あるいは細胞内液や細胞外液の間で水分バランスが崩れ、サードスペース（体内のうち、細胞内でも血管内でもない場所）が形成されます。

正常では、細胞外液は血管内と間質を自由に移動できますが、侵襲時にできるサードスペースへ移行した水は血管外へとどまります。結果として細胞外液が減少し、循環不全が生じることになります。

実際の輸液管理の流れ

1. 第1病日（急変直後）

体重から必要輸液量を計算します。急変時やショック時は循環血漿量が相対的あるいは絶対的に減少しているものとして、細胞外液

補充液の輸液を行います（処方例：酢酸リンゲル液250mL/時～全開投与）。輸液量は、時間尿量など循環動態の指標をモニタリングしながら、時間投与量で考えます。

2. 第2病日以降

細胞外液補充液から維持液類への変更を考慮します（処方例：3号液40～60mL/時）。このとき、血糖異常や電解質異常、脳浮腫や肺水腫、胸水や腹水など、あらゆる角度から適切な水分や電解質、糖の補充がされているかフィードバックします。可能であれば経腸栄養を開始しますが、経腸栄養が困難の場合は400kcal/日程度の糖を補充します。

3. リフィリング期

血管透過性が改善し、血管外から血管内に血漿成分が戻ります。通常、尿量が増加して水分出納はマイナスバランスになります。心臓や腎臓に障害がある場合、溢水や肺水腫をきたします。輸液量を制限し、経口摂取や経腸栄養を進めていきます。

▼ 侵襲時における体液の変動

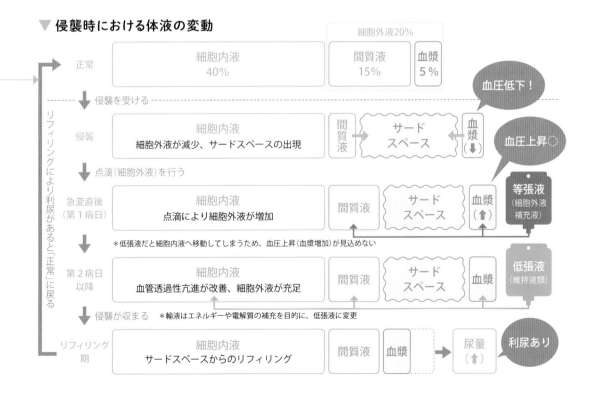

▼ 主な電解質輸液の一覧

分類	製剤	Na⁺	K⁺	Ca²⁺	Mg²⁺	P	Cl⁻	乳酸イオン	酢酸イオン	Kcal	浸透圧比
等張液	生理食塩液	154	0	0	0	0	154	0	0	0	1
	乳酸リンゲル液	130	1	3	0	0	109	28	0	0	0.9
	酢酸リンゲル液	130	4	3	0	0	109	0	28	0	0.9
	糖加乳酸リンゲル液	130	4	3	0	0	109	28	0	200	2
低張液	1号液	38〜90	0	0	0	0	38〜90	0〜20	0	100〜150	1
	2号液	60〜84	20〜30	0	0	6.5〜10	49〜66	20〜48	0	58〜128	1
	3号液	35〜60	10〜35	0	3〜5	8〜10	35〜50	0〜20	0〜20	108〜400	0.9〜2
	4号液	30	0〜8	0	0	0	20〜28	10	0	150〜172	0.9〜1

田口茂正：第2章 循環管理のアプローチ Ⅳ. 薬剤・輸液22. 輸液の選択. 清水敬樹編, ICU実践ハンドブック改訂版, 羊土社, 東京, 2019：258, 261. をもとに作成

 ケアにつなげる！

輸液製剤の種類を理解する

電解質輸液は、その浸透圧により等張液と低張液に分類されます。

1. 等張液

等張液は細胞外液補充液として細胞内外で水分の移動がないため、循環血漿量が減少した病態に対する初期輸液として利用され、救急初期診療の臨床現場では最も使用頻度の高い輸液製剤です。

2. 低張液

低張液は低張電解質液（維持液類）として通常1〜4号液に分類され、臓器機能や電解質バランスに応じて選択されます。使用頻度の高いものとして1号液と3号液があります。

1号液は開始液とも呼ばれ、ナトリウム（Na）濃度がリンゲル液と3号液の中間でカリウム（K）を含まないため、腎障害時や血清カリウム値が不明で明らかなショックに至っていない脱水状態に対して使用されます。ただし、ブドウ糖が含まれているため、大量投与により高血糖をきたすことがあります。

3号液は維持液とも呼ばれ、ナトリウム濃度が乳酸リンゲルの1/2〜1/3程度であり、経口摂取不能でも数日間は最低限の水分と電解質、異化亢進を抑える程度の糖質（400kcal/日）を含みます。

＊

まれに急変しているにもかかわらず、低張液が輸液でつながっている光景を見かけます。看護師の皆さんも常に輸液内容や投与速度が適切かどうか、注意してみるようにしましょう。

（石上雄太）

文献
1）瀬尾龍太郎, 則末泰博：特集 輸液・ボリューム管理. INTENSIVIST 2017；9（2）：260-261.
2）田口茂正：第2章 循環管理のアプローチ Ⅳ. 薬剤・輸液 22. 輸液の選択. 清水敬樹編, ICU実践ハンドブック改訂版, 羊土社, 東京, 2019：255-265.

急変時の心肺蘇生で、なぜ胸骨圧迫を30回やる指示が出るの?

A 質の高いCPRを行い、患者の生命予後や神経学的予後を改善させるためです。

事例紹介

急変時で駆けつけた患者さんに、心肺蘇生法を行うことに。「まず、胸骨圧迫を30回やって!」と指示があったけれど、30回より少ないとダメなのかな……。

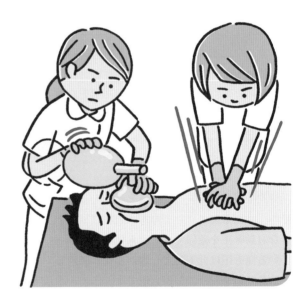

医師のアタマにあるオーダーの「根拠」

アメリカ心臓協会(AHA)が5年に1度発行する心肺蘇生法(CPR)のガイドライン2020年度版によると、成人の心停止アルゴリズムでは質の高いCPRを行うために「高度な気道確保がなされていない場合は、30回の胸骨圧迫に対して2回の人工呼吸を行う」とされています[1]。

質の高いCPRとは

AHAは救命率をより高くするために"質の高いCPR"を推奨しており、具体的には前述のものに加えて以下の内容が挙げられます。

- 強く（少なくとも5cm）、速く（100〜120回/分）押し、胸郭が完全に元に戻るようにする
- 胸骨圧迫の中断を最小限にする
- 過換気を避ける
- 2分ごとに、または疲労した場合はそれより早く圧迫担当を交代する
- 定量的波形表示呼気CO_2モニターが低い、または低下している場合、CPRの質を再評価する

胸骨圧迫：人工呼吸が30：2とされている理由

では、なぜ30回の胸骨圧迫に対して2回の人工呼吸という設定になったのでしょうか。

2000年にAHAが発行したガイドラインでは、1サイクル（胸骨圧迫と人工呼吸のセットを意味する）を15回の胸骨圧迫に対して、2回の人工呼吸を行うとしていました。しかし、2005年に発行したガイドラインでは、1サイクルを30回の胸骨圧迫に対して、2回の人工呼吸を行う、に変更されました。

胸骨圧迫の回数が15回から30回に増えた根拠は、脳や肺などの重要臓器への血流量を積極的に増やすため、15回連続よりも30回連続のほうが、より効果が上がることからとしています[2]。

胸骨圧迫を開始すると心臓を灌流する冠動脈の圧は次第に上昇しますが、開始直後は十分な冠動脈圧を確保できず、人工呼吸を行っている間も圧は低下してしまいます。継続して胸骨圧迫を行うことが大切です。

エビデンスから考えるCPR

1. 神経学的な転帰

実際の退院時の神経学的転帰について、コホート研究が2件行われています[3]。これら2つを組み込んだメタ解析では、胸骨圧迫：人工呼吸比が30：2のCPRを受けた傷病者は、15：2のCPRを受けた傷病者と比較して、神経学的転帰の改善を認めたとしています。

2. 生存での退院

また生存退院についても、コホート研究が7件行われています。それらを組み込んだメタ解析では、30：2のCPRを受けた傷病者は15：2のCPRを受けた傷病者よりも生存率が高かったと報告されています。その他にも30日後の生存率、自己心拍再開（ROSC）についても、30：2の群と15：2の群では前者のほうがよい結果であったこと、胸骨圧迫中断時間に関しても30：2の群と15：2の群の比較では、前者のほうが胸骨圧迫中断時間が短かったという報告があります。

よりよいアウトカムが得られたことから、現在は30回の胸骨圧迫に対して2回の人工呼吸の比率が推奨されているのです。

*

実際の臨床現場における急変時には、次ページの図のようにCPRと並行して薬剤投与や電気ショックが行われます。また、気管挿管された後は30：2ではなく、波形チェック時以外は絶え間なくCPRを行います。

（島村亮助）

文献
1）アメリカ心臓協会：ハイライト 2020アメリカ心臓協会（American Heart Association）CPRおよびECCのガイドライン.
https://cpr.heart.org/-/media/cpr-files/cpr-guidelines-files/highlights/hghlghts_2020eccguidelines_japanese.pdf（2021.5.10.アクセス）
2）鈴木英悟：一次救命処置としてのガイドライン2005の実践的指導の考察. 身体教育医学研究 2008；9：31-41.
3）日本蘇生協議会：第1章 一次救命処置 3 アルゴリズムの科学的背景 4. CPR 中の胸骨圧迫と人工呼吸. JRC蘇生ガイドライン2020 オンライン版，30-33.
https://www.japanresuscitationcouncil.org/（2021.5.10.アクセス）

▼ 成人の心停止アルゴリズム

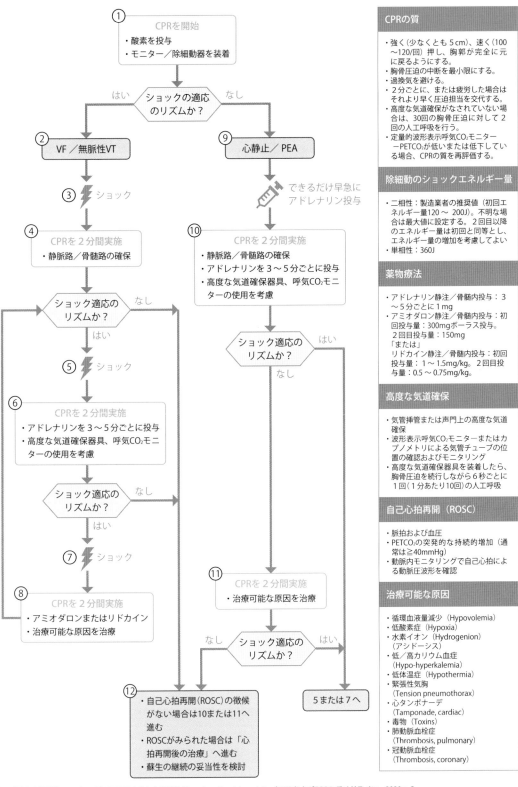

① CPRを開始
- 酸素を投与
- モニター／除細動器を装着

ショックの適応のリズムか？
はい ／ なし

② VF／無脈性VT

③ ショック

④ CPRを2分間実施
- 静脈路／骨髄路の確保

ショック適応のリズムか？ なし

⑤ ショック

⑥ CPRを2分間実施
- アドレナリンを3〜5分ごとに投与
- 高度な気道確保器具、呼気CO_2モニターの使用を考慮

ショック適応のリズムか？ なし

⑦ ショック

⑧ CPRを2分間実施
- アミオダロンまたはリドカイン
- 治療可能な原因を治療

⑨ 心静止／PEA

できるだけ早急にアドレナリン投与

⑩ CPRを2分間実施
- 静脈路／骨髄路の確保
- アドレナリンを3〜5分ごとに投与
- 高度な気道確保器具、呼気CO_2モニターの使用を考慮

ショック適応のリズムか？ はい／なし

⑪ CPRを2分間実施
- 治療可能な原因を治療

ショック適応のリズムか？ なし／はい

⑫
- 自己心拍再開（ROSC）の徴候がない場合は10または11へ進む
- ROSCがみられた場合は「心拍再開後の治療」へ進む
- 蘇生の継続の妥当性を検討

5または7へ

CPRの質
- 強く（少なくとも5cm）、速く（100〜120回/回）押し、胸郭が完全に元に戻るようにする。
- 胸骨圧迫の中断を最小限にする。
- 過換気を避ける。
- 2分ごとに、または疲労した場合はそれより早く圧迫担当を交代する。
- 高度な気道確保がなされていない場合は、30回の胸骨圧迫に対して2回の人工呼吸を行う。
- 定量的波形表示呼気CO_2モニター－$PETCO_2$が低いまたは低下している場合、CPRの質を再評価する。

除細動のショックエネルギー量
- 二相性：製造業者の推奨値（初回エネルギー量120〜200J）。不明な場合は最大値に設定する。2回目以降のエネルギー量は初回と同等とし、エネルギー量の増加を考慮してよい
- 単相性：360J

薬物療法
- アドレナリン静注／骨髄内投与：3〜5分ごとに1mg
- アミオダロン静注／骨髄内投与：初回投与量：300mgボーラス投与。2回目投与量：150mg「または」リドカイン静注／骨髄内投与：初回投与量：1〜1.5mg/kg。2回目投与量：0.5〜0.75mg/kg。

高度な気道確保
- 気管挿管または声門上の高度な気道確保
- 波形表示呼気CO_2モニターまたはカプノメトリによる気管チューブの位置の確認およびモニタリング
- 高度な気道確保器具を装着したら、胸骨圧迫を続行しながら6秒ごとに1回（1分あたり10回）の人工呼吸

自己心拍再開（ROSC）
- 脈拍および血圧
- $PETCO_2$の突発的な持続的増加（通常は≧40mmHg）
- 動脈内モニタリングで自己心拍による動脈圧波形を確認

治療可能な原因
- 循環血液量減少（Hypovolemia）
- 低酸素症（Hypoxia）
- 水素イオン（Hydrogenion）（アシドーシス）
- 低／高カリウム血症（Hypo-hyperkalemia）
- 低体温症（Hypothermia）
- 緊張性気胸（Tension pneumothorax）
- 心タンポナーデ（Tamponade, cardiac）
- 毒物（Toxins）
- 肺動脈血栓症（Thrombosis, pulmonary）
- 冠動脈血栓症（Thrombosis, coronary）

Part 1 全科共通／急変時

アメリカ心臓協会：ハイライト 2020アメリカ心臓協会（American Heart Association）CPRおよびECCのガイドライン，2020：8.
https://cpr.heart.org/-/media/cpr-files/cpr-guidelines-files/highlights/hghlghts_2020eccguidelines_japanese.pdf（2021.5.10.アクセス）より転載

Q31

心室細動（VF）を発見！電話で医師に確認したら、「除細動をお願い！」との指示。看護師が行ってもいいの？

A

看護師が除細動していいです。

事例紹介

①ある日の深夜、心不全のため病棟に入院している患者さんが急変しました。応援を呼び、一次救命処置（BLS）を開始しました。モニターを装着し波形を確認すると、心室細動（VF）でした。

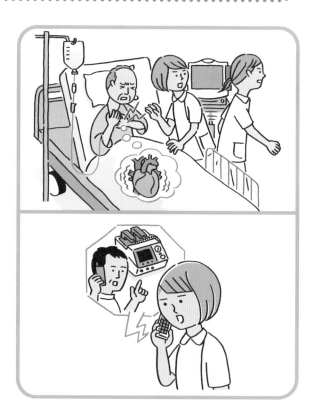

②医師に連絡すると「今行きます、除細動お願いします！」とのこと……。どうしよう！

医師のアタマにあるオーダーの「根拠」

医師の指示下であれば、法的には問題ない

　看護師でも心肺停止の患者に除細動することは可能でしょうか？ 心室細動時には、可能な限り早く除細動を行う必要がありますが、はたして第一発見者の看護師は、除細動をしてもよいのでしょうか？

　看護師が医師不在の状況下での除細動をためらう主な原因は、法的理解の程度であるとの指摘があります[1]。保健師助産師看護師法37条では診療機械の使用を制限していますが、主治医の指示がある場合や臨時応急の手当の場合はこの限りでないことが明記されており、看護師による除細動が医師の指示下であれば問題はないと思われます。電気的除細動の施行に関する具体的な記載はないものの、最も緊急度の高い処置であるはずの除細動という行為自体が違法になることはないと考えられます。

ケアにつなげる！

日ごろからトレーニングが大切

　看護師が電気的除細動を施行するための訓練と経験を積むことも重要ですが、一般病棟に勤務する看護師が、電気的除細動に関する経験を深めることは簡単ではありません。したがって看護師も普段からICLS（日本救急医学会の蘇生トレーニングコース）やACLS（米国心臓協会の二次救命処置教育プログラム）などの二次救命処置（ALS）のトレーニングなどを通して、除細動器の取り扱いに習熟しておくことが望まれます。

（会田健太）

▼ **除細動パッドの貼付位置**

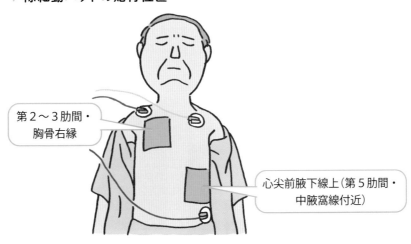

第2〜3肋間・
胸骨右縁

心尖前腋下線上（第5肋間・
中腋窩線付近）

文献 ｜ 1）鈴木昌，堀進悟，小林健二：看護師が電気的除細動の施行を躊躇する原因の検討. 日本救急医学会誌 2004；15（6）：209-215.

▼ 除細動器の使用手順（非同期式）

① （胸骨圧迫と用手換気の邪魔にならないように）除細動パッドを除細動器にセットする。もしくは、外用パドル（）にゲルを均一に塗る
- 毛が多い場合は、剃るなどして取り除く（除細動パッドや外用パドルが皮膚と密着していないと、しっかりと電気を通すことができないため）
- 金属類・貼付している薬剤などはすべて取り除く（皮膚に接している部分に火傷が起こる可能性があるため）
- 水分が付着している場合はタオルで拭き取り、身体が濡れていないかを確認する（水分が残っていると十分な効果が得られない可能性があるため）

② 除細動パッドを胸部に貼付する。もしくは外用パドルを胸部に押し当てる
- パッドを貼る位置、パドルを当てる位置は、第2～3肋間胸骨右縁と心尖前腋下線上（第5肋間中腋窩線付近）
- ペースメーカーもしくは植込み型除細動器（ICD）植込み患者については、植込み位置の直上にパッドやパドルを当てて使用しないこと

③ 心電図モニターで波形を確認し、脈拍や意識状態を観察する
- 確認した波形を周囲の人にも伝えて共有する
- VF、脈なし心室頻拍（VT）の場合は除細動をかけるが、心静止や無脈性電気活動（PEA）は適応とならないので波形の確認が必要

④ （二相性の場合）ダイヤル（）を150Jに合わせ、充電ボタン（）を押す
- 成人の場合、多くは150Jで使用するが、無効の場合は漸増する場合がある

⑤ 酸素マスクと周囲の人が患者から離れていることを確認し、操作パネルまたは両パドルのショックボタン（）を同時に押す
- 処置後は記録に残すため、放電ボタンを押す前後に記録用紙が出ているか確認する

⑥ 除細動後はただちに胸骨圧迫＋用手換気を再開する

⑦ 2分後にモニターを確認し、再度除細動を行うか判断する
- 必要であれば、医師の指示のもと、薬剤を使用する必要があるため、投与ルートがなければなるべく早い段階で確保する

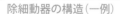

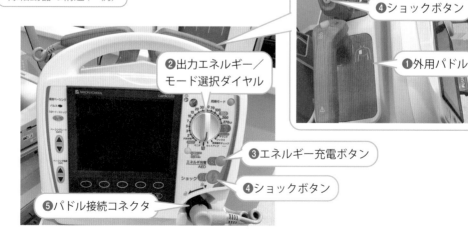

❹ショックボタン

❶外用パドル

❷出力エネルギー／モード選択ダイヤル

❸エネルギー充電ボタン

❹ショックボタン

❺パドル接続コネクタ

Q32

「舌根沈下！ エアウェイ入れて
気道確保して！」と医師から指示。
経鼻・経口エアウェイは
看護師が挿入していいの？

A 看護師が行うことができる手技です。気道閉塞を疑う場合に挿入します。挿入時はエアウェイで気道を閉塞しないように気をつけます。

 ## 医師のアタマにあるオーダーの「根拠」

経鼻・経口エアウェイの使用

鼻咽頭エアウェイ（経鼻エアウェイ：NPA）、口咽頭エアウェイ（経口エアウェイ：OPA）は、高度意識障害に伴う舌根沈下による気道閉塞が疑われる場合の気道確保、ま

たは舌根沈下を予防するために用います。心肺蘇生の際に、補助器具としても使用されています。

意識がある患者に経口エアウェイを用いると、咽頭反射を誘発し嘔吐する危険性があるので、経鼻エアウェイを用います。

▼ **エアウェイの種類（成人用、一例）**

経鼻エアウェイ

意識のある患者
（咳反射・咽頭
反射のある患
者）に用いる

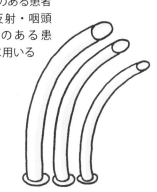

経口エアウェイ

意識のない患者
に用いる

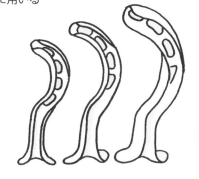

適応の
禁忌事項は
p.83を参照

▼ エアウェイの挿入方法とポイント

経鼻エアウェイの場合

①サイズを選ぶ際は、鼻尖から耳たぶまでの長さのものを選択する

②標準予防策を実施する

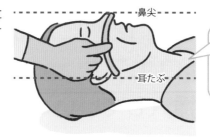

POINT
短すぎると気道確保ができず、長すぎると食道に迷入してしまうことがある

③患者を仰臥位にして、患者の頭側に立つ

④鼻腔内の分泌物を吸引する

⑤経鼻エアウェイにリドカインゼリーなどの潤滑剤を塗布する

⑥鼻先を上方に押し上げる

⑦経鼻エアウェイをまっすぐに立てて持ち、経鼻エアウェイの先端の切断面を鼻中隔側に合わせ鼻腔へ挿入する

⑧安全ピンをエアウェイの先端に装着し、鼻腔内への入り込みを予防する

⑨挿入が終了したら、気道が開通されたか確認・評価する

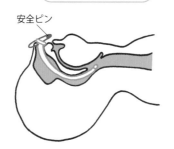

まっすぐ垂直に

POINT
右利きの人は右鼻が挿入しやすい

POINT
鼻中隔キーゼルバッハ部からの出血を避ける目的で、エアウェイ先端の切れ込みの長い方が外側に向くようにして挿入する

安全ピン

経口エアウェイの場合

①サイズを選ぶ際は、口角から下顎角までの長さのものを選択する

②標準予防策を実施する

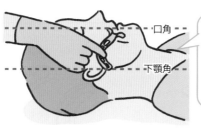

POINT
短すぎると舌根を押し込んでしまい、長すぎると喉頭蓋を押し込んでしまうため、上気道閉塞のリスクがあり注意

③患者を仰臥位にして、患者の
　頭側に立つ

④気道内の分泌物を吸引する

⑤経口エアウェイを水で濡らす

⑥下顎を前方に引き出す

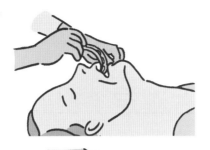

⑦経口エアウェイの先端を口蓋
　側に向け、口腔へ挿入する

⑧半分ほど（軟口蓋まで）挿入し
　たら、舌を押し込まないよう
　に注意しながら、経口エア
　ウェイを180°回転させ先端
　を舌根部に向けて挿入する

⑨挿入が終了したら、気道が開
　通されたか確認・評価する

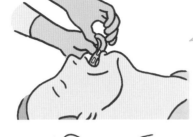

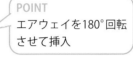

POINT
エアウェイを180°回転
させて挿入

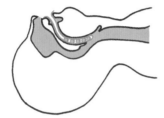

ケアにつなげる！

　経鼻・経口エアウェイにはそれぞれいくつか禁忌事項があるので、注意しましょう。また、不適切なサイズのものを使用したり、不適切な場所に誤って挿入すると、気道を閉塞するリスクがあります。

　舌根沈下や気道閉塞を疑った場合には、担当医を呼ぶのと同時にエアウェイを挿入し、気道確保ができるとよいでしょう。

（櫻井雅子）

▼ 経鼻・経口エアウェイの禁忌事項

経鼻エアウェイ	①項部硬直や脳出血が疑われる場合：挿入時の苦痛により血圧が上昇する場合があるため ②髄液漏れがみられる頭蓋底骨折や顔面骨骨折がある場合：挿入により頭蓋底の損傷を引き起こす可能性があるため ③抗血小板薬・抗凝固薬を服用している場合や鼻出血がある場合：挿入時に鼻腔内の粘膜や皮膚を損傷することにより、さらなる出血を助長させる可能性があるため
経口エアウェイ	①咽頭反射がある場合：挿入に際して嘔吐や咽頭けいれんが誘発されることがあるため ②開口できない場合、口周辺に外傷がある場合

文献　1）浅井隆：緊急気道確保：器具と外科的処置（1）エアウェイ・声門上器具．日臨麻会誌 2014；34（4）：608-612.
　　　2）伊藤勝也：2章 4．基本的な気道管理．平出敦，小林正直監修，写真と動画でわかる一次救命処置，学研メディカル秀潤社，東京，2012：40-45.

胸痛の患者で、血圧を左右測定する指示。なぜ左右とも測定するの?

A　大動脈解離を見落とさないためです。

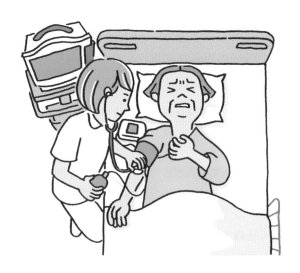

事例紹介

80代男性、肺炎で入院中。突然、胸が痛くなりナースコールされました。バイタルを測定していると医師から「血圧左右で測定して」とのこと。どうして左右どちらも行う必要があるの?

 医師のアタマにあるオーダーの「根拠」

緊急で対応すべき致死的疾患を想定する

　胸痛を生じる原因には、急激な経過をたどる致死的疾患が含まれます。決して見落としてはならない疾患として、急性大動脈解離、急性冠症候群、肺血栓塞栓症、緊張性気胸、食道破裂があります(いわゆる 5 killer chest

pain)。これらは、緊急性があり必ず診療の初めに想起し、鑑別を行うべきです。

　そのなかで、血圧の左右差を生じる病気として大動脈解離が知られています。急性大動脈解離は多彩な症状を呈する致死的疾患であり、的確に診断し、早急に治療方針を決定する必要があります。

おさえておきたい知識

　大動脈解離とは、大動脈が中膜のレベルで2層に剥離し、動脈走行に沿ってある長さをもち2腔になった状態で、大動脈壁内に血流もしくは血腫（血流のある型がほとんどであるが、血流のない＝血栓化した型もある）が存在する動的な病態です[1]。

　大動脈解離の臨床的病型は、3つの視点から分類されています。①解離の範囲からみた分類、②偽腔の血流状態による分類、③病期による分類です。

　病態を把握し、治療方針を決定するために

▼ 大動脈解離のイメージ

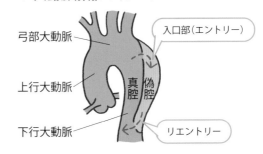

は、これら3つの要素を組み込んで病型を表現する必要があります。

▼ 大動脈解離の臨床型病型

（1）解離範囲での分類

Stanford分類

A型：解離範囲が上行大動脈から左鎖骨下動脈まで
　　　含んでいる
B型：解離範囲が左鎖骨下動脈以下

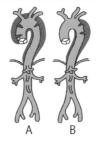

DeBakey分類

Ⅰ型：入口部（エントリー）が上行大動脈にあり、腹部大動脈まで広範囲の解離
Ⅱ型：入口部が上行大動脈にあり、解離が上行大動脈に限局
Ⅲ型：入口部（エントリー）が下行大動脈にある
Ⅲa型：入口部が左鎖骨下動脈直下にあり、解離が胸部大動脈に限局
Ⅲb型：入口部が左鎖骨下動脈直下にあり、解離が腹部大動脈まで及ぶ

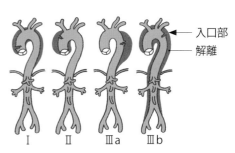

（2）偽腔の血流状態による分類

偽腔開存型：偽腔に血流があるもの
ULP型：偽腔の大部分に血流を認めないがtear近傍に偽腔内血流（ULP）を認めるもの
偽腔閉塞型：三日月形の偽腔を有し、tear（ULPを含む）および偽腔内血流を認めないもの

（3）病期による分類

急性期：発症2週間以内、このなかで発症48時間以内を超急性期とする
亜急性期：発症後2週間を超えて3か月以内
慢性期：発症後3か月を超えるもの

日本循環器学会，日本心臓血管外科学会，日本胸部外科学会，日本血管外科学会：2020年改訂版 大動脈瘤・大動脈解離診療ガイドライン，2020：18.
https://www.j-circ.or.jp/cms/wp-content/uploads/2020/07/JCS2020_Ogino.pdf（2021.5.10.アクセス）をもとに作成

通常の落ち着いている患者の診療では、問診・病歴聴取を優先して行いますが、胸痛を訴える患者の診療では、バイタルサインの確認を優先して行います。血圧の左右差があれば、大動脈解離を念頭に診療を進めます。

それでは血圧の左右差とはどのくらいでしょうか？

じつは明確な定義はありませんが、臨床的には20mmHg以上で大動脈解離を疑います。病歴や胸部X線、心エコー検査から疑いを深め、最終的には造影CT検査で診断します。

CTで大動脈解離の存在が診断されたとして、大動脈解離の型診断（Stanford AまたはB）、瘤径、血管外の血腫の有無、心嚢液などについて評価を行い、治療方針を決定します。保存的治療が選択されることもありますが、経過中に合併症を引き起こした場合、緊急・準緊急手術の適応となり得ます。そのため、集学的治療が可能な施設での治療が望まれます。

（会田健太）

▼ 急性大動脈解離の診断・治療カスケード

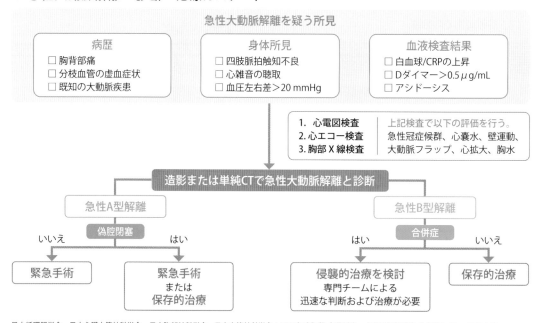

日本循環器学会，日本心臓血管外科学会，日本胸部外科学会，日本血管外科学会：2020年改訂版 大動脈瘤・大動脈解離診療ガイドライン，2020：49.
https://www.j-circ.or.jp/cms/wp-content/uploads/2020/07/JCS2020_Ogino.pdf(2021.5.10.アクセス)より許諾を得て転載

文献

1）日本循環器学会，日本心臓血管外科学会，日本胸部外科学会，日本血管外科学会：2020年改訂版 大動脈瘤・大動脈解離診療ガイドライン，2020.
https://www.j-circ.or.jp/cms/wp-content/uploads/2020/07/JCS2020_Ogino.pdf(2021.5.10.アクセス)

Q34

医師が**家族を呼んでほしい**ときの**タイミング**がわかりません。どのように考えたらいいの?

A

同意書が必要な場合のほか、今後の治療や急変時対応の方針変更などの際、病状の途中経過を説明したいときなどに家族を呼びたいと考えます。

医師のアタマにあるオーダーの「根拠」

患者・家族との信頼関係を築くために

チーム医療を行ううえで、その中心は患者とその家族です。また、医療を円滑に実践していくには、患者・家族の協力が不可欠です。

その際に最も重要となるのが医療者との信頼関係です[1]。信頼関係を築くには、患者・家族とのコミュニケーションが欠かせないので、その都度、病状の説明を行うことが必要になります。

説明を行い、同意を得る

1. インフォームド・コンセントの流れ

医療は、患者の病気の改善や健康の維持のために行うものですが、医療行為のなかには患者に侵襲(身体の負担になるようなこと)が加わるようなものもあります。また、医療は先述したとおり、患者や家族を中心に行うこ

とが基本となるため、その医療行為を受けるかどうかの選択は、患者や家族に委ねられることになります(患者の自己決定権)。

したがって選択してもらうにあたり、患者や家族にその医療行為がどのようなものか、理解してもらう必要があります。その医療行為について、医療者が説明を行い、それを十分に理解・納得してもらい、医療行為を受けるかどうかを選択し、同意を得てから治療を開始することが重要です。

また、病状を理解してもらうための説明も重要であり、それがないことが影響して裁判になった事例もあります[2]。

これらの一連の流れを、一般的にインフォームド・コンセントといいます。

2. インフォームド・コンセントで得られるメリット

インフォームド・コンセントがあることで、患者・家族は治療について理解が進むた

め、治療に協力を得やすくなり、さらには医療者を信頼してもらう一歩となります。一方、医療者側としては、裁判になるようなリスクを減らすことができるメリットがあります。この点で近年、インフォームド・コンセントは非常に重要なものとなっています。

3. インフォームド・コンセントが必要な場面

医療の場面で、患者・家族の理解や説明と同意が必要なものとしては、同意書が必要となる手術や侵襲的な処置、検査以外にも、例えば今後の治療や急変時の対応（心臓マッサージや人工呼吸器管理、電気ショックを行うかなど）の方針を変更するときなどがあり、医療を円滑に進めるうえではさまざまな場面で説明が必要です。

特に、医師が説明することで患者・家族と信頼関係が築け、同意を得たり、理解が進んだといった看護研究の報告もあります[3]。

また、読者の皆さんにも想像してもらうとわかると思いますが、自身や家族が受けている治療の経過がまったくわからないままであれば、不安になります。そういった不安を解消するためにも、特に治療経過が長くなった患者などでは、適宜、治療経過の病状説明を行うことも大切です。

*

医療は患者・家族が中心になっていて、医療行為や病状についての説明やその理解がないなかで治療を行うことはできません。インフォームド・コンセントを得たうえで医療行為を行うことにより、患者・家族と協力して治療を進めていく環境が整います。そのような説明が必要な場面が訪れたときに、医師は家族を呼んでほしいと考えます。

（平山　優）

▼ **チーム医療の概念図**

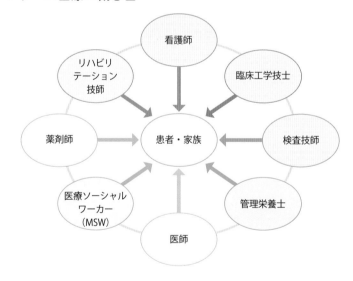

▼ **医療において説明が必要なこと（一例）**

①現在の病状
②治療内容
③手術内容
④処置内容
⑤治療方針
⑥急変時対応
⑦治療経過
⑧今後の治療方針　　　など

文献
1）日本看護協会ホームページ：看護実践情報 患者・家族との信頼関係と倫理.
　 https://www.nurse.or.jp/nursing/practice/rinri/text/basic/problem/shinraikankei.html（2021.5.10.アクセス）
2）名古屋地裁昭和56年3月6日判時1013号81頁.
3）佐藤武，牧上久仁子：病状安定期における終末期医療の選択・意思決定に関する啓発活動—主治医による療養病棟および回復期リハビリテーション病棟での介入効果—. 日老医誌 2008；45(4)：401-407.

Q35

手術や侵襲を伴う処置でなくても、
「家族を呼んで」と指示が出るのは
どんなとき？　代理意思決定で
求められるサポートとは？

A

患者自身に意思決定能力がない場合です。患者の最善を第一に考えつつ、状況に応じた家族への支援が大切です。

事例紹介

心肺停止で運ばれてきた患者さん。本人の意思表示ができない状態で、家族を呼ぶように医師から言われたけれど……。どのように支援すればよい？

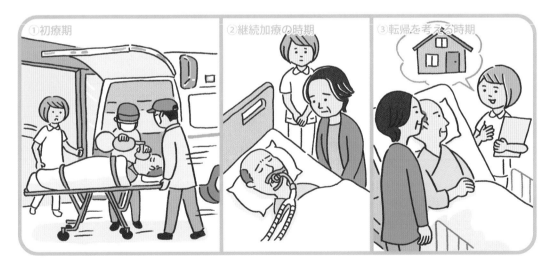

①初療期　②継続加療の時期　③転帰を考える時期

医師のアタマにあるオーダーの「根拠」

医師が家族を呼んでほしいタイミングとして、代理意思決定はどのような場面で必要になるか、を考えていく必要があります。

急激に生命の危機状態に陥ったとき、人は意思表示できない場合がほとんどであり、家族や医療者は患者との意思疎通が困難になります。患者の希望に沿った治療を実施するためには、患者の事前意思の確認や、代理決定者としての家族の存在が重要になります。

このように、時として急に、家族は代理意

思決定を迫られる状況に置かれてしまうことがあります。

代理意思決定が必要となる場面

家族が代理意思決定を求められる場面は、以下の3つに大きく分けられます。それぞれ、どのようなことで家族の代理意思決定が必要になるか、心肺停止で運ばれてきたシチュエーションを例に考えてみます。

1. 初療時

患者の背景(高齢、寝たきり、末期がん患者など)によりますが、医師側は家族がどこまでの延命を望むのか、また、患者自身が急変時にはどこまでの治療を望んでいたのかを確認する必要があります。

初療の開始前にあらかじめ意思を確認できればよいですが、確認できないことが多くあります。家族は精神的危機に直面し、衝撃や悲嘆のなかで、積極的治療を行うか、現在の治療を維持、あるいは終了するのか、延命措置は差し控えるかなど、次々と意思決定を迫られます。また、自分の決定が正しかったのかと不安になることが多くあります。

看護師は、このような状況でいかに家族に寄り添っていくかを考えることが大切です。

2. 継続加療の時期

初療で全身状態は安定して、入院加療に移っていく時期です。この時期に大切なことは、以下のようにシーンのなかでも考える場面は数多くあります。

①現在のところ全身状態は安定していても、いつ再度急変してもおかしくない状況であり、今後そのような状況になったときに、どこまで治療を行っていくか考える必要がある

②比較的全身状態は安定しているが、意識レベルは悪く、人工呼吸器管理などを継続していく必要がある場合、気管切開術などを含めた侵襲的な治療をどこまで行うか考え

る必要がある

③実際に急変が起こった際に、どこまで治療を行うか、そのタイミングで再度確認する必要がある

患者自身の意思が確認できない場合は、家族によって推定された意思を示してもらう必要があります。初療時とは違い、少し時間的な余裕が生まれてくるため、患者だけではなく、家族にとっての最善の選択肢を考えていく必要があると考えます。患者には最善と考えられる選択肢であっても、家族には負担になる場合もあるかもしれません。そのため、患者の最善を実現するためにも、家族の負担を軽減する方法を探していきます。

3. 転帰を考える時期

全身状態は安定しており、集中治療の必要性はなく、今後の転帰を考えていく時期です。この時期に大切なことは、"最終目的地点がどこであるか"によります。療養型病院への転院を検討したり、さまざまな支援を受けながら在宅でみていくなど、多様な選択肢がここでも考えられます。これらのことに関しては、すぐには決められることではなく、時間をかけて考えていく必要があるでしょう。入院中から日々変わっていく家族の思いを聞いていくことが大切です。

＊

シチュエーションごとに家族とのかかわりは変わっていきます。患者の最善を第一に考えながらも、状況に応じて家族の不安や負担などにも配慮した支援が大切です。今回の例のように患者が自ら意思表示をできないことは多く、1から3への流れの速さはそれぞれ異なります。医師との日々のコミュニケーションにおいて、患者が現在どの状況かを考え、日ごろから家族との信頼関係を築いていけるかが重要です。

(藤川　翼)

文献
1)日本看護協会：意思決定支援と倫理(1)代理意思決定の支援，ホームページ　看護実践情報.
https://www.nurse.or.jp/nursing/practice/rinri/text/basic/problem/ishikettei_01.html(2021.5.10.アクセス)

Q36

今後の見通しがまだわからないのに、なぜ入院初日からかかりつけ医やソーシャルワーカーに連絡する指示が出るの?

A

患者の健康にかかわる情報や生活環境などを調べて治療に活かすとともに、退院後もスムーズに治療や生活が継続できるようにするためです。

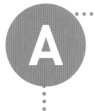 ## おさえておきたい知識

 ### かかりつけ医とは

日本医師会では、「健康に関することをなんでも相談できるうえ、最新の医療情報を熟知して、必要なときには専門医、専門医療機関を紹介でき、身近で頼りになる地域医療、保健、福祉を担う総合的な能力を有する医師」[1]のことをかかりつけ医と呼んでいます。

ソーシャルワーカーとは

日本医療社会福祉協会では、医療ソーシャルワーカー（MSW）は「保健医療機関において、社会福祉の立場から患者やその家族の抱える経済的・心理的・社会的問題の解決、調整を援助し、社会復帰の促進を図る業務を行

う」[2]とされています。さらに、地域医療連携にかかわることによって、患者が退院した後もスムーズに治療が継続できるようにする役割もあります。

地域医療連携とは

地域医療連携とは、地域の医療機関（診療所や開放型病棟・病床）が自らの施設の実情や地域の医療状況に応じて、医療機能の分担と専門化を進め、医療機関どうしが相互に円滑な連携を図り、機能を有効活用することにより、患者が地域で継続性のある適切な医療を受けられるようにするものです。また、それにより効率的な医療提供体制も確立できます。

▼ 地域医療連携のイメージ

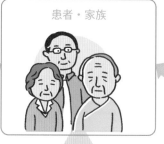

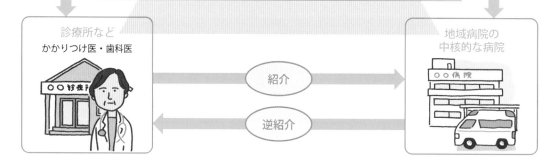

かかりつけ医から	・患者の健康にかかわる情報（既往歴、治療歴、服薬歴、家族歴、アレルギー歴、予防接種歴、健康診断の結果など） ・どのような医療や介護を受けて最期を迎えるか など
ソーシャルワーカー（MSW）から	・社会福祉サービス（生活保護、児童福祉、老人福祉、身体障害者福祉、知的障害者福祉、母子および寡婦福祉、精神保健および精神障害者福祉）の有無 ・かかりつけ医の情報 ・家族の連絡先　など

 医師のアタマにあるオーダーの「根拠」

　かかりつけ医に入院初日から連絡することによって、患者の入院前の健康に関する情報が得られ、入院治療の一助になります。また、連絡を取り合うことで、退院後もかかりつけ医でスムーズに治療が継続できるようになります。

　同時にMSWに連絡することによって、入院中の心理的・社会的問題の解決、入院継続の調整、退院の際の援助、社会復帰の援助、経済的問題の解決ができます。さらに、自宅退院が困難な患者の転院調整を依頼することもできます。転院調整には、転院先のベッドの空き状況や入院中の患者の状況により、時間がかかることがあるため、患者の治療経過をみながら、なるべく早急に開始することが大切です。

（櫻井雅子）

文献　1）日本医師会ホームページ　https://www.med.or.jp/people/info/people_info/009627.html（2021.5.10.アクセス）
　　　2）日本医療社会福祉協会のホームページ　https://www.jaswhs.or.jp/guide/socialwork.php（2021.5.10.アクセス）

Q37

Part 1 全科共通 ｜ 退院・転院・地域連携・在宅ケア

医師から入退院支援の依頼があった場合、何を基準に開始時期を決めているの?

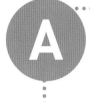

A 医師から依頼があった時点でソーシャルワーカーとともに介入を開始します。しかし、必要に応じて依頼前や入院初日から介入します。

おさえておきたい知識

入院生活をサポートする「入院支援」

　入院中の心理的・社会的問題の解決、入院継続の調整、退院の際の援助、社会復帰の援助、経済的問題の解決を行うことによって、入院生活をサポートします。

　また、入院前に下記に示す8項目、もしくは①②⑧の3項目を評価した場合に入院時支援加算が算定できるようになりました。

①患者の身体的・社会的・精神的背景を含めた患者情報の把握

②介護サービスや福祉サービスの把握

③褥瘡に関する危険因子の評価

④栄養状態の評価

⑤服薬中の薬剤の確認

⑥退院困難な要件の有無の評価

⑦入院中に行われる治療・検査の説明

⑧入院生活の説明

退院に向けた準備を行う「退院支援」

　東京都福祉保健局は「病院の医療者・ケア提供者は患者のこれまでの暮らしを知り、患者の病状とそれが患者の生活に与える影響をアセスメントしたうえで、今後の治療方針、今回の入院の目標および退院後の暮らしについて患者・家族と話し合う必要があります（意思決定支援・方向性の共有）。さらに、地域でこれまで患者・家族を支えてきた医療者やケア提供者と情報を共有し、円滑な療養場所の移行に向けたチームをつくることも重要です。地域のケア提供者との接点がなかった患者や、医療・ケアニーズが増加した患者の場合には、入院中に新たな関係性をつくることになります。そして、患者・家族も含めたチームで医療・ケア内容の調整を行いながら、退院に向けて準備を整えていく（療養環境の準備・調整）」[1]ことが大切であるとして

▼ 退院支援・退院調整の流れ

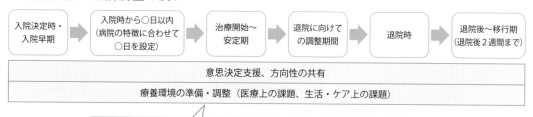

```
入院決定時・   →   入院時から○日以内   →   治療開始～   →   退院に向けて   →   退院時   →   退院後～移行期
入院早期            (病院の特徴に合わせて      安定期          の調整期間                      (退院後2週間まで)
                   ○日を設定)
```

| 意思決定支援、方向性の共有 |
| 療養環境の準備・調整（医療上の課題、生活・ケア上の課題） |

各段階で情報共有やアセスメント、患者指導、カンファレンスなどのポイントを実施

東京都福祉保健医療政策部：東京都退院支援マニュアル 平成28年3月改訂版. 東京都福祉保健局，東京，2016：10-11.
https://www.fukushihoken.metro.tokyo.lg.jp/iryo/iryo_hoken/zaitakuryouyou/taiinnshienn.files/taiinn1.pdf(2021.5.10.アクセス)をもとに作成

います。そのため、ソーシャルワーカー（MSW）は地域と連携して患者の退院後の生活までサポートします。

患者と長時間にわたり接し、病状と生活の両面から支援する力をもつ病棟看護師や、治療方針を提案し検査や治療を行う医師の役割は大きいです。患者の生活は入院前から継続し退院後も続いていくことから、外来での治療体制の充実により、外来の医師・看護師の役割も重要性が増しています。加えて、歯科医師、薬剤師、リハビリテーションスタッフ、栄養士のほか、院内を横断的に活動する栄養サポートや緩和ケア、リエゾンなどのス

タッフ・チームが、それぞれ専門的な役割を果たすことも重要です。

また、入院後7日以内に新規入院患者の把握および退院困難患者の抽出や、患者・家族と病状や退院後の生活も含めた面談を行った場合には、退院時支援加算が算定できます。

▐ 退院までのポイントをおさえる 「退院支援の流れ」

東京都退院支援マニュアル[1]には、入院から退院後2週間までの移行期を俯瞰し、各時点でのアセスメントポイントや実施内容などを書き込んだフロー図や実際に応用できる各種シートが示されています。

医師のアタマにあるオーダーの「根拠」

▐ 入退院支援の開始時期

医師は、患者が治療に専念できるようにするため、入院初日からMSWに介入を依頼することがあります。MSWは依頼があった時点で早急に介入を開始します。それにより患者本人だけでなく、家族の経済的・社会的不安も取り除くことができ、経済的に困窮している場合には、入院中に生活保護を申請することもあります。

自宅退院の場合、看護師はMSWとともに

退院時期を医師に確認し、退院後の治療や生活が問題なく送れるようにサポートを行います。一方、自宅退院が困難な場合、急性期の治療が終了するころやリハビリテーションに移行するころに地域の医療機関と連携を取り、転院の調整を行います。どのような転帰になる場合も担当医と緊密に連絡を取り、退院支援を開始する時期を見きわめてサポートしていくことが大切です。

（櫻井雅子）

文献　1）東京都福祉保健局医療政策部：東京都退院支援マニュアル 平成28年3月改訂版. 東京都福祉保健局，東京，2016.
　　　https://www.fukushihoken.metro.tokyo.lg.jp/iryo/iryo_hoken/zaitakuryouyou/taiinnshienn.files/taiinn1.pdf(2021.5.10.アクセス)

退院調整の指示で、在宅診療ができる・できないの可否は何で決まるの?

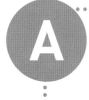

A 在宅診療を行うには、一人では通院できない身体状況であることが前提です。そのうえで退院前に療養環境を整備し、自宅介護可能な状況で退院する必要があります。

医師のアタマにあるオーダーの「根拠」

入院患者の高齢化にともなうニーズ

人口の高齢化にともない、入院患者も高齢者が増加しています。そのため、原疾患の治療が終了しても、退院後に自立生活できる身体状況に改善するまでに時間がかかり、患者または家族から「もう少し入院させてほしい」「歩けるようになるまで入院させてほしい」という希望をよく耳にします。

しかし、私たち医療者の立場では、次の患者を受け入れなければならないため、この希望をすべて受け入れることはできません。そのため、長期療養型の病院への転院調整や、在宅診療を利用し早期退院をめざすことを検討する必要があります。

このように在宅診療は、慢性期および回復期患者の受け皿として、さらに看取りを含む医療提供体制の基盤の1つの選択肢として期待されています。

在宅診療が適応される条件

在宅(訪問)診療とは、病院へ通院することが困難な患者に対して、医師が定期的に自宅を訪問して診療を行う、患者にとっては大変便利なサービスです。しかし、誰でも自由に受けられるわけではありません。在宅診療を受けることができる患者は、基本的に自宅療養中で、通院が困難な人です。

・病気や障害などによって歩行が困難、寝たきりなど病院への通院が困難な人

・人工呼吸器や胃瘻などを装着していて移動が困難な人

・終末期療養や退院後の療養を自宅で行いたい人

・自宅での看取りを希望されている人

などが主な対象となります。自身での通院が可能な患者や、家族が付き添って通院することができる患者は対象とはなりません。

■ 在宅診療に向けた環境整備が必要

　上記の状況で在宅診療を受けることが可能となった場合も、療養環境が不十分な場合は自宅療養自体が困難となる場合があります。

　主治医が退院可能と判断した際に、患者本人もしくは家族に「自宅療養は可能か？」と質問したアンケート調査[1]では、身体的に退院可能となっても、自宅で過ごせる見通しのある人は60％程度しかいませんでした。残りの40％は、病院で入院継続の必要性はないが、自宅療養はできない患者ということになります。また、同じアンケートで「自宅療養できない」と答えた人の理由として、その多くは

「入浴や食事などの介護が受けられるサービス」「療養に必要な用具」など、介護面での環境整備ができていないことを挙げています。この結果から、入院期間中に身体疾患の治療と並行し、これらの介護環境整備を行う必要性がわかります。

　以前から介護を受けていた人が入院する場合は、介護申請などもすでに済んでおり、ケアマネジャーの介入により、すでに介護体制が整っていることもあります。しかし、患者の多くはもともと介護を要する状態ではない場合がほとんどです。入院を契機に自宅療養が必要となることが多いため、これらの手続きを最初から行う必要があります。入院早期からソーシャルワーカーと連携し、退院後の準備を開始することが重要となります。

（東　一成）

▼ 在宅診療に関するアンケート結果

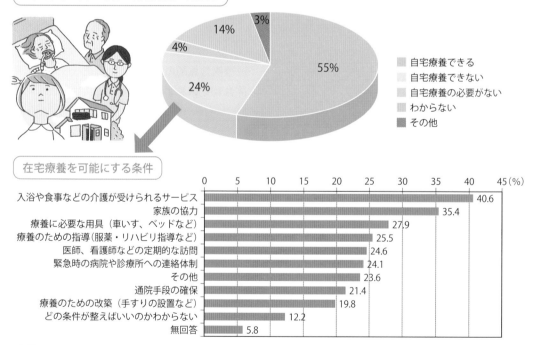

退院許可が出た場合の自宅療養の見通し

- 55% 自宅療養できる
- 24% 自宅療養できない
- 4% 自宅療養の必要がない
- 14% わからない
- 3% その他

在宅療養を可能にする条件

項目	(%)
入浴や食事などの介護が受けられるサービス	40.6
家族の協力	35.4
療養に必要な用具（車いす、ベッドなど）	27.9
療養のための指導（服薬・リハビリ指導など）	25.5
医師、看護師などの定期的な訪問	24.6
緊急時の病院や診療所への連絡体制	24.1
その他	23.6
通院手段の確保	21.4
療養のための改築（手すりの設置など）	19.8
どの条件が整えばいいのかわからない	12.2
無回答	5.8

厚生労働省：第1回全国在宅医療会議 参考資料2 在宅医療の現状.
https://www.mhlw.go.jp/file/05-Shingikai-10801000-Iseikyoku-Soumuka/0000129546.pdf（2021.5.10.アクセス）より引用

文献　1）厚生労働省：第1回全国在宅医療会議 参考資料2 在宅医療の現状.
https://www.mhlw.go.jp/file/05-Shingikai-10801000-Iseikyoku-Soumuka/0000129546.pdf（2021.5.10.アクセス）

DNARとACPの違いは何？どのように対応すればいいの？

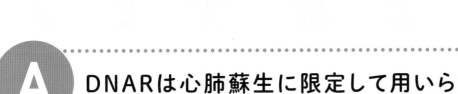

A DNARは心肺蘇生に限定して用いられる言葉であるのに対して、ACPは十分に活動できる時期から死亡後の扱いに至るまでの終末期全般を対象とする言葉です。

 おさえておきたい知識

終末期全般を対象とする「ACP」

ACPとはadvance care planning（アドバンス・ケア・プランニング）の略です。今後の治療や療養について、本人の思想、死生観、人生の目標などをふまえて、患者・家族と医療者があらかじめ話し合う積極的なプロセスのことを指します。

決定事項を共有するのではなく、その決定に至るプロセスそのものを皆で共有することが大切とされます。広義では、病期や年齢にかかわらず行われるものとされますが、終末期医療において特に重要なものです。

実際の医療現場では終末期の患者に対して、患者本来の意思に反した過剰（ときに過小）な医療が施される場合が多々あります。

その原因として、患者自身が病状を十分に認識していないことや、本人の意思を十分に理解しない家族の希望、医療者側の訴訟リスクに対する恐怖などが挙げられますが、ACPはそれらの解決の一助になるものです。

心肺蘇生の方針となる「DNAR」

ちなみにDNAR（do not attempt resuscitation）とは、患者本人もしくはその代弁者の意思を受けて、心肺蘇生法を行わないことを意味し、心肺停止時に限局された方針です。つまりDNARの対象が心肺停止時という点であるのに対して、ACPは終末期全体の時間経過を含有し連続的な線や面と表現することができます。

ACPは何度も繰り返し行われる

ACPを行う前提として、患者本人の状況に応じた専門的な医学的検討がされていることと、その情報を適切に患者自身が理解していることが求められます。そのうえで、本人と医療・ケアチームの合意形成に向けた十分な話し合いを行い、本人による意思決定を基本として、多専門職種から構成される医療ケアチームとしての方針を決定していきます。

ACPは一度行われたら終わりではありません。何度でも繰り返されるべきものです。なぜなら、時間の経過、心身の状態の変化、医学的評価の変更などに応じて、患者本人の意思は変化しうるからです。医療ケアチームにより適切な情報の提供と説明が繰り返しなされ、本人が自らの意思をその都度示し、伝えることができるような支援が行われることが必要です。

患者・代弁者とプロセスを共有

病状が進行して本人が自らの意思を伝えられない状態になる可能性があることから、家族など代弁者になりうる者も含めて、あらかじめACPのプロセスを共有することが大切です[1]。

代弁者は法律上の親族がなることが多いですが、ACPの概念からすれば、身近にいる他人(内縁関係にある者、友人、介護者など)がなることも可能です。代弁者による推定意思を参考に、患者本人にとって最善の方針をとることとなります。ゆえに本人が意思表出できる段階から、本人と一緒に話し合いに参加することが重要です[2]。また、このプロセスにおいて話し合った内容は、その都度、文書にまとめておきます。

「よい生き方」「よい死に方」の定義は人それぞれであり、ACPはそれを実現するために行われるのです。

▼ ACPのイメージ

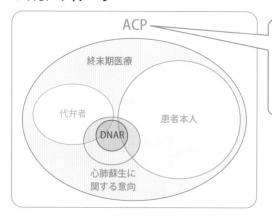

ACPの目的は、患者の最期の看取り方に限らず、それに至るまでの自分らしい生き方も含めて検討される

ケアにつなげる！

ACPの問題点と難しさ

1. ACPを考えるタイミング

　ACPにより患者満足度や患者−医療者間のコミュニケーションを改善させることが期待される一方で、患者や家族に将来を悲観させ、精神的ストレスを与える場合もあることに留意が必要です。ACPは、患者の心理状況に配慮しながら、適切な時期に必ず行われるべきものです。そのタイミングや切り出し方は個別かつ総合的に判断されるものであり、一般化して論じられるものではありません。

2. ACPにかかわるマンパワー・時間の確保

　忙しい臨床現場においては、ACPに対して時間、人員を確保すること自体が難しいともいわれます。いくら多忙であっても、その医療ケアチームが当事者として参加しなければACPは始まりません。

3. 代弁者の設定と法整備

　患者が意思表出できない場合の代弁者には、親族以外の親しい他人がなってもよいはずですが、個人情報保護法や医療者における守秘義務が、その壁を非常に高いものにしているのが実状です。親族以外の者がACPに参加することにより、患者の死後に現れた親族から終末期にとられた対応に関して医療者側との摩擦が生じる可能性もあります。

　また、わが国の実状はいまだ患者の医療拒否権について明確な社会合意が形成されたとは言いがたく、後ろ盾になる法整備もなされていません。ACPにより決定された内容であっても、医療行為の差し控えに関しては、最終的に医療者が刑事・民事ともに法的責任を問われる可能性があることが大きな懸念事項として残ります。

（森永顕太郎）

正しく使おう！「ACP」　医療現場では、"患者からACPを取得する"などの発言が散見されますが、これは言葉の誤用です。ACPとはプロセスや行動を指す言葉であるため、「ACPにより〇〇の方針となっている」などのように使用するのが正しい用法です。

文献
1）厚生労働省：人生の最終段階における医療の決定プロセスに関するガイドライン（改訂平成30年3月）.
　https://www.mhlw.go.jp/stf/houdou/0000197665.html（2021.5.10.アクセス）
2）Sudore RL. Preparing surrogates for complex decision making the often neglected piece of the advance care planning equation. *JAMA Intern Med* 2019：179（2）；268-269.

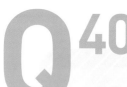

緩和ケアの必要ながん患者にリハビリテーションの指示があったけれど、行う意義とは?

A (末期)がん患者や
緩和ケアを行っている患者でも、
リハビリを行う意義はあります。

医師のアタマにあるオーダーの「根拠」

終末期リハビリテーション(以下、リハビリ)の定義は、「加齢や傷病および障害のため、身の保全が難しくかつ生命の存続が危ぶまれる人びとに対して、最期まで人間らしくあるように支え、尊厳ある最期を迎える権利を担保する包括的なリハビリテーション活動」とされています。

緩和ケアにおけるリハビリの目的は、余命の長さにかかわらず、患者とその家族の要望を十分に把握したうえで、その時期におけるできる限り可能な最高のADLを実現することに集約されます。

緩和ケアにおけるリハビリの役割は、ADLを維持、改善することにより、できる限り可能な最高のQOLを実現するべくかかわることにある、とされています。

また終末期においては、悪いニュースを耳にして、気分が落ち込みやすくなりがちですが、リハビリで何らかの成果を得られれば、それが精神的な支えになることがあります。

がん患者のリハビリテーション

がん患者のリハビリは、①予防的リハビリ、②回復的リハビリ、③維持的リハビリ、④緩和的リハビリの4つの段階に分けることができます。

終末期の患者では短期目標を設定する

リハビリの実際では、末期がん患者の病状は日々変化するため、長期的なゴールを設定することが難しいときがあります。がんの進行に伴いリハビリを行える状態ではなくなってしまうこともあるため、短期的な目標を設定し、必要に応じて適宜カンファレンスを開き、スタッフ間の意思の統一を図るのがよいでしょう。

終末期のリハビリテーション

終末期においては、杖や補助具、福祉機器を利用しながら、残存機能でできる範囲の

▼ がんにおけるリハビリテーションの分類

がんのリハビリテーションの病期別の目的

がん診断	治療開始	再発/転移	積極的な治療が受けられなくなったとき
予防的	**回復的**	**維持的**	**緩和的**
がんと診断されてから早い時期（手術、抗がん薬治療、放射線治療の前）に開始。機能障害は起こっておらず、その予防を目的とする	機能障害や筋力や体力の低下がある患者に対して最大限の機能回復を図る	がんが増大し機能障害が進行しつつある患者に対して運動能力の維持・改善を試みる。自助具の使用、動作のコツなどのセルフケア、関節が動く範囲が狭くなったり、拘縮や筋力が低下したりするなどの廃用症候群の予防も含む	患者の要望を尊重しながら、身体的、精神的、社会的にもQOLを高く保てるように援助する

国立がん研究センターがん対策情報センター：がんの冊子 がんと療養シリーズ がんの療養とリハビリテーション，2013：4.
https://ganjoho.jp/data/public/qa_links/brochure/odjrh3000000purk-att/208.pdf（2021.5.10.アクセス）より引用

ADLの拡大を図ります。また、全身状態が悪化した場合には疼痛、呼吸困難、浮腫などの症状緩和や、精神面のサポートを行うよう目的を変更します。

1. 生命予後が月単位の場合

　生命予後が月単位の場合は、福祉機器を利用しながら残存機能を生かしてADL拡大や移動能力の向上を図ります。この時期には能力以下のADLになっていることが多いので、ADLや歩行へのアプローチがQOL向上に果たす役割は大きいです。

　具体的にはADL・基本動作・歩行の安全性の確立および能力の向上、廃用症候群の予防・改善、浮腫、摂食・嚥下面のアプローチが含まれます。

2. 生命予後が週・日単位の場合

　生命予後が週・日単位の場合、移動やADLの低下がみられてきたときは緩和的リハビリを行います。患者の要望を尊重しながら、身体的、精神的、社会的にQOLの高い生活が送れることを目的に、疼痛、しびれ、呼吸困難、浮腫などの症状緩和や精神心理面のサポートを行い、温熱、冷却などの物理的療法、ポジショニング、リラクゼーションなどによる疼痛緩和や呼吸困難の緩和のための呼吸法の指導や呼吸介助を行います。

ケアにつなげる！

　リハビリの具体的な介入例として、ここでは末期がん患者に頻度の高い症状の1つである呼吸困難について紹介します。

　患者は呼吸が苦しいと不安になり、吸気に意識が集中するあまり、早く息を吸い込もうとして、さらに呼吸困難が増大します。時に

パニック状態に陥ることもあります。このような呼吸困難時に対するアプローチとして、患者自身で気持ちを落ち着かせ、ゆっくりとした深い呼吸、いわゆる腹式呼吸の方法を指導しておくことがよいでしょう。

（野中勇志）

▼ 呼吸困難に対するリハビリテーション

①体勢を整える

- 患者の利き手を腹部に当て、もう一方を胸部に当てる。両側の肘がベッドまたは床から浮かないようにクッションなどで支え、上肢に余分な力が入らないようにする。患者の両手の上から治療者の手をのせる
- 患者が呼吸を意識しすぎて過度な深呼吸になるときは、話しかけたりして一度呼吸から意識を逸らせる

②息を吸う

- 吸気時は「鼻から吸って、お腹を軽く膨らませます」と声掛けしながら、吸気時に断続的に圧迫する

③息を吐く

- 呼気時は「口を薄く開いてゆっくり息を吐きます」と誘導する
- 口唇や頬、腹部の筋（腹直筋、腹斜筋）に力が入りすぎるときは「力を抜いて、勝手にお腹から空気が出ていく感じで吐きます」と、なるべく呼気の補助筋を使用しないよう指導する

POINT

- 背臥位で呼吸法を習熟したら、座位、立位、また歩行、階段昇降、日常生活動作などでも横隔膜呼吸を意識しすぎることなくできるよう練習する
- どの動作においても、頑張って深呼吸するのではなく、省エネルギーで呼吸することを説明する

岩城基，辻哲也：進行がん患者の呼吸困難へのアプローチ．辻哲也編，がんのリハビリテーションマニュアル 周術期から緩和ケアまで，医学書院，東京，2019：296-301．より引用

▼ 末期がん患者のリハビリテーションの内容

生命予後が月単位	
ADL・基本動作・歩行の安全性の確立、能力の向上	1．残存能力＋福祉機器（車椅子、杖、手すり、自助具など）の活用 2．動作のコツの習得
廃用症候群の予防・改善	3．廃用による四肢筋力低下および関節拘縮の維持・改善
浮腫の改善	4．圧迫、リンパドレナージ、生活指導
安全な栄養摂取の手段の確立	5．摂食・嚥下面のアプローチ（代償手段主体）
生命予後が週・日単位	
疼痛緩和	6．物理療法（温熱、冷却、レーザー、経皮的電気神経刺激〈TENS〉など）の活用 7．ポジショニング、リラクゼーション、（補助具、杖）
浮腫による症状緩和	8．リンパドレナージ主体
呼吸困難感の緩和	9．呼吸法、呼吸介助、リラクゼーション
心理支持	10．アクティビティ、日常会話や訪室そのもの

辻哲也：進行がん・末期がん患者におけるリハビリテーションの概要．辻哲也編，がんのリハビリテーションマニュアル 周術期から緩和ケアまで，医学書院，東京，2019：259．より引用

文献
1）辻哲也編，がんのリハビリテーションマニュアル 周術期から緩和ケアまで，医学書院，東京，2019：254-266，296-301．
2）辻哲也：がんのリハビリテーション－現状と今後の展開－．*Jpn J Rehabil Med* 2010；47：296-303．
3）岸田さな江：がん患者のリハビリテーション（がんリハビリテーション）．*Dokkyo Journal of Medical Sciences* 43（3）；2016：243-247．

Q41

夜間に急変。治療にあたるも亡くなられ、病理解剖の指示。検視や病理解剖が必要となるのは、どのようなとき？看護師は何に注意したらいいの？

A

検視は、確実に診断された内因性疾患で死亡したことが明らかである、といえない場合に必要です。病理解剖は、診療中の病気の経過や死因について、臨床的に説明がつかない場合などに家族にお願いして行います。

 医師のアタマにあるオーダーの「根拠」

検視が必要となる場面

1. 警察に届出があった際に行う

検視とは、警察に届出のあった異状死体が、犯罪に関係あるか否かを判断するために、死体の状況を調査することです[1]。警察への届出は、医師法第21条で、「医師は、死体又は妊娠4月以上の死産児を検案して異状があると認めたときは、24時間以内に所轄警察署に届け出なければならない」と定められています。

2. 届出が必要となる異状死体とは

異状死体とは、異状死ガイドライン[2]によると、「確実に診断された内因性疾患で死亡したことが明らかである死体以外のすべての死体」と定義されています。

病院内の死亡であっても、診療行為に関連した予期しない死亡や死因が不明のときは、異状とされます。しかし、これには日本外科学会や日本内科学会よりさまざまな意見が示されていて、実際に病院内で死亡した場合、警察に届出が必要だと判断されることは少ないのが実情です。病院内で、警察に届出が必要だと判断される場合で多いのは、心肺停止や重篤な状態で搬送されたものの短時間で亡くなってしまい、死因が不明な場合ではないでしょうか。

▼ 異状死体として取り扱われるもの

1．外因による死亡
2．外因による傷害の続発症や後遺症による死亡
3．1または2の疑いのあるもの
4．診療行為に関連した予期しない死亡、またはその疑いのあるもの
　①あらゆる診療行為中、または診療行為の比較的直後における予期しない死亡
　②診療行為自体が関与している可能性のある死亡
　③診療行為中または比較的直後の急死で、死因が不明の場合
　④診療行為の過誤や過失の有無を問わない
5．死因が明らかでない死亡
　①死体として発見された場合
　②一見、健康に生活していた人の予期しない急死
　③初診患者が、受診後ごく短時間で死因となる傷病が診断できないまま死亡した場合
　④医療機関への受診歴があっても、その疾病により死亡したとは診断できない場合
　⑤その他、死因が不明な場合

日本法医学会：異状死ガイドライン．日法医誌 1994；48（5）：357-358．をもとに作成

▼ 病理解剖が必要な具体例

1．診療中の病気の経過や死因について、臨床的に説明がつかない、または、病理解剖以外では確実な説明がつかない場合[*1]
2．病理解剖によって、予期されなかった合併症が明らかになると考えられる場合
3．診療行為中、あるいはその直後に予期せず死亡された場合[*2]
4．治療中の方で、院内において突然死あるいは予期されない死亡[*2]をされ、診療行為と関係がないと考えられると同時に、司法解剖の対象とならない場合[*3]
5．治験、臨床研究に参加している方が亡くなられた場合
6．臓器移植のドナー（臓器提供者）や、レシピエント（臓器移植を受けた方）が亡くなられた場合
7．病理解剖の結果によって、ご遺族や一般の人の不安や疑念が解消できると考えられる場合
8．妊産婦の方が亡くなられた場合（全例）
9．すべての周産期あるいは小児死亡例
10．職業、あるいは環境に関連する原因で亡くなられたと考えられる場合
11．心肺停止状態で搬送された方で、死亡について事件性がなく、司法解剖などの対象ではない場合[*4]

[*1] 死因は、臨床的な検討や画像などによっても判断されるが、確実な診断を得るには病理解剖を行うことが望ましい
[*2] 医療法に定められた医療事故調査制度の対象になる死亡例が含まれる。調査制度の「予期されない死亡」の定義については、平成27年厚生労働省令第100号（平成27年5月8日付交付）を参照のこと
[*3] 診療中の患者さんが治療中の疾患あるいは治療行為に関係なく突然、あるいは予期せず死亡した場合をさす。例えば就寝中に死亡していた場合などが挙げられる
[*4] 司法解剖および「警察等が取り扱う死体の死因又は身元の調査等に関する法律」の対象となる場合（いわゆる新法解剖）は病理解剖の対象とならない
日本病理学会ホームページ．市民の皆さまへ「病理解剖について」．
http://pathology.or.jp/ippan/byourikaibou.html（2021.5.10.アクセス）より引用

病理解剖が必要となる場面

1．病気で亡くなったときに行う

病理解剖は、病気で亡くなられたすべての人が対象となりえます[3)]。

2．病理解剖で死因や治療を検証する

病理解剖は、病気によって亡くなった患者の遺体を解剖し、死因を正しく理解したり、治療の適切性について検討したりするために行います。

よりよい医療を行うためには、診療の効果、問題点を絶えず検証する必要があります。亡くなられた患者も貴重な対象です。遺族にとっても、患者がなぜ亡くなったのか、

生前どのような状態であったのかを詳しく知ることができ、身近な人を亡くしたことを受け入れる助けになるかもしれません。また、

同じような疾患の患者によりよい医療を提供するために大変役立ちます[3]。

ケアにつなげる！

看護師だからできる遺族へのかかわり

1. 検視のとき

検視では、警察が遺族と話し、亡くなられた場所であれば自宅を訪ねることがあります。家族が亡くなって悲しい気持ちでいるときに、警察の対応をしなければいけないことは、遺族を不安にさせることでしょう。しかし、遺族は検視を拒否できません。検視が刑事訴訟法で定められたものだからです。

看護師は、遺族が少しでも落ち着いて過ごせるよう、この後の流れを伝えたり、不安に寄り添えるとよいでしょう。

2. 病理解剖のとき

病理解剖は、遺族の承諾のもとに行われます。しかし、患者が亡くなられた直後の家族は、動揺していることがほとんどです。あまりの嘆きに、医師が解剖について話を切り出せなかったり、冷静に考えられず否定的な様子だったりすることもあるでしょう。

看護師は、医師よりも患者家族と多くの時間を共有していることもあり、亡くなられた後に遺族と接するなかで、遺族の気持ちや希望を伺える可能性があります。家族が死因への不安を口にしたり、最初は解剖なんて考えられなかったけれど後に前向きな発言をしたり、反対に承諾したけれど不安を感じたりすることもあるかもしれません。このような家族の変化に気づき、必要に応じて医師へもう一度説明を求めることもできるでしょう。

（石井友理）

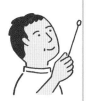
「検視」と「検死」どこが違う？

検視は、異状死体が犯罪にかかわっているかを判断するために、死体の状況を調査することです（刑事訴訟法第229条）[1]。医師の立会いのもと、検察官や警察官が行います。死体のほか、現場や所持品、病歴なども調査されます。調査には、家族や関係者からの事情聴取も含まれます。一方、検死は、警察官が死体を検査して、死因や犯罪性について判断することをいいます。また、死体検案は、医師が死体の外表を観察、検査し医学的に判断することをいいます。診療中の疾病が死因であると確認したり、異状の有無を判断したりします。検視の立会いとして検案することもあります。

医師が異状死体として警察に届出をした場合、まず「検視」が行われます。犯罪に関係していない（非犯罪死）と判断されれば、監察医制度のある地域（東京23区内、横浜市、名古屋市、大阪市、神戸市）では、監察医による検案が、監察医制度のない地域では、医師による検案（警察医・一般臨床医）が行われます。犯罪死が疑われた場合は、捜査が行われます。

文献
1）高津光洋：検死ハンドブック 改訂3版，南山堂，東京，2016：1-21.
2）日本法医学会：異状死ガイドライン. 日法医誌 1994；48（5）：357-358.
　　http://www.jslm.jp/public/guidelines.html（2021.5.10.アクセス）
3）日本病理学会：病理解剖について（2015）. http://pathology.or.jp/ippan/byourikaibou.html（2021.5.10.アクセス）

Part
1

全科共通／その他

医師からの指示の意味がわからないときや、指示が間違っていると考えられるとき、どのような伝え方をしたら、アサーティブになるの?

A 相手の状況と自分の相談の緊急性を考えます。そして、自分の意見を伝えましょう。アイメッセージを使ってみる方法もあります。

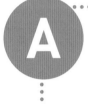

おさえておきたい知識

アサーティブなコミュニケーションを図る

アサーション（assertion）とは、自分も相手も大切にして意見を主張していくことです。そこから考えると、アサーティブなコミュニケーションとは相手の意見や気持ちを尊重しながら、自分の意見を主張し、歩み寄ってお互いに納得のいく結論を出すことといえます。

医師と看護師は、電話でのやり取りも多く、特に忙しそうにしている医師との連絡では、相手を尊重して歩み寄るために、お互いにその場の状況に応じた対応が必要です。

アサーティブにするためには、以下の3つの要素を大切にしていくことが望まれます。

①自分が今、相談したいと思う気持ち
②相手（医師）が今している仕事（処置など）を行いたいと思う気持ち
③自分が困っている問題点と相手の仕事

ケアにつなげる!

自分と相手の状況を考えてみる

医師と看護師はお互いにさまざまな仕事を抱えて忙しく、患者の状態によって、急に手が離せなくなったりすることがあります。

まず、自分の相談内容にどのくらい緊急性があるかを考えてみましょう。例えば「疼痛や不穏などで今すぐ必要な薬剤の指示について」「処置の時間までに必要な指示について」「3日後の検査の指示について」など、返事がすぐでないと困るものから今日でなくてもよいものまでありますね。

次に、医師側の状況を考えてみます。急変の対応中、手術・処置中またはその直前、外

来中などは、時間が取りにくいですね。

これらをふまえて、お互いの状況を伝えあって配慮することが大切です。状況によって、伝える情報をより簡潔にしたり、他の医師への連絡の提案といった臨機応変な対応も考えられます。よくないのは、「相手は忙しいから聞いてもらえない」「自分のほうが急ぎだから、相手に中断してもらおう」と、1人で決めてしまうことです。私たちの仕事では、患者の命にかかわる場合、どうしてもそれが最優先になりますが、状況を伝え合って理解し合うことが重要です。

伝え方を工夫する

医師と看護師は同じ目標をもった1つのチームです。「指示がわからないのですが、どうしましょう」と伝えるだけでは、ゴール（＝指示内容をわかりやすくしたり、変更してもらう）の達成は難しいでしょう。そこで、図のような伝え方をおすすめします。一番大切なのは、自分の気持ちや自分の意見としての提案や、提案が受け入れられない場合の次の代替案をもっておくことです。お互いの意見を尊重して歩み寄るために、自分の意見をもって、話し合いに臨むことが重要です。

アイメッセージを活用してみる

ここまで述べた方法を試してみたとしても、それでもやはり医師に対して「間違っている」「意味がわからない」というのは伝えづらいかもしれません。そのような際には、アイメッセージを活用してみるのも1つです。

アイ（＝Ｉ）メッセージとは、"私"を主語にした言い方です。単に、（あなたの）指示がわからない、（あなたが）間違っていると伝えるのではなく、私を主語にします。「（私が）わ

からなくて困っている」「（私が）わからないので、うまく指示に添えるか心配」といった言い方です。ぜひ使ってみてください。

そのほか活用できるスキル

もう1つ、ＩＳBARC（アイエスバーク）というスキルを紹介します[1]。

重要性や緊急性のある情報を、確実かつ迅速にシンプルに伝え、自身の考えを表現しつつ、回答を得る方法です。Identify（同定）、Situation（状況）、Background（背景）、Assessment（評価）、Recommendation（提案）、Confirmation（復唱）を意識して伝えます。普及しているSBARに、報告者や患者の情報（Identify）と、口頭指示の復唱確認（Confirmation）を加えることで、緊急時の電話による指示受けでの事故防止に配慮しています。

この方法でアサーティブを意識した場合、AssessmentやRecommendationを伝えるときに、アイメッセージを使ったり、「〜してください」といった直接的な表現ではなく、「〜していただけませんか、〜してもらえませんか」といった表現を使うとよいでしょう[2]。提案に対して相手がYesかNoかを選ぶことができ、相手も他の意見を言いやすくなるので、お互いを尊重したコミュニケーションになります。また、最後に感謝を伝えることも今後の関係性を良好にするでしょう。

*

どんなに工夫して自分がアサーティブにと心がけても、相手も同じ態度でいてくれるかはわかりません。日ごろからのコミュニケーションも、お互いのことを考える助けになります。普段から日常的な会話をすることで、仕事に関する話もしやすくなるでしょう。

（石井友理）

文献
1）東京慈恵会医科大学付属病院看護部・医療安全管理部：TeamSTEPPSを活用したヒューマンエラー防止策 SBARを中心とした医療安全のコミュニケーションツール．日本看護協会出版会，東京，2017.
2）平木典子，沢崎達夫，野末聖香：ナースのためのアサーション．金子書房，東京，2002.

▼ 伝え方の工夫

**①自分の所属を伝えて、相手の状況を聞く。
何の連絡か伝える(I)**
- 「△病棟の看護師○○です」「今、お時間大丈夫ですか?」など
- 「報告です」「指示の確認です」「急変ですぐに来てほしい」など
- 相手の状況に配慮した伝え方を考えることができ、相手に緊急度を含めたこちらの意図も簡単に伝える

②おおまかな状況を説明する(SB)
- 客観的な状況を説明する
- 必要に応じた背景を伝える。SBの順にとらわれる必要はないが、盛り込むと簡潔で抜けのない報告となる

③評価と何に困っているか伝える(A)
- 自分の気持ちをわかってもらう表現をする

④してほしいことを提案する(R)
- 「〜してもらえませんか?」といった表現が望ましい
- "自分がどうしてほしいのか"の意見をもとう

⑤相手の対応に対する返事(C)
- 指示を復唱して、事故を防ごう
- **提案を受け入れてもらえたとき**:「ありがとう」や「助かります」といったひと言で十分
- **受け入れてもらえないとき**:「それなら、こうしてもらいたい」といった次の提案や、新たに②や③に戻って違う提案をしたり、提案が受け入れられない理由を聞いたりして、それをふまえた提案をする

「この指示わからない、
間違いかな?」

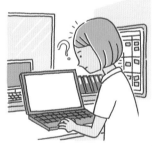

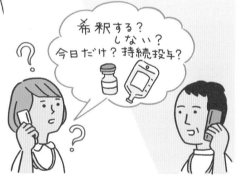

(伝え方の例)

①(電話)「△病棟の看護師○○です。先生、今お時間大丈夫ですか?
〈病名〉で入院している□□さんの指示で、わからないことがあります」
②「Aの薬剤を■月■日10時〜の指示があります」
③「持続の投与方法ですが、単回分の指示しかなく、持続か単回かわからなくて確認したいと思いました」や「普段希釈して使用していたと思うのですが、希釈薬剤の記載がなくて心配になりました」など、評価に加えてアイメッセージを使ってみよう。
④「持続(または希釈)の指示を入れてもらえませんか」
⑤「生食100mLにAを1アンプルですね」など復唱して確認しましょう。
⑥「ありがとうございます」

病棟別

で知りたい
医師のオーダーに
関するギモン

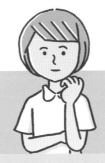

外科・ICU

脳神経外科・ICU

ER・ICU

ICU

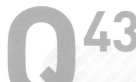
Q43 手術によって、なぜドレーンを入れる場合と入れない場合があるの?

ドレーンにより術後の合併症を早期に認知できる可能性があります。一方、疼痛やSSIなどのデメリットもあります。術式にもよりますが、近年、腹部外科手術ではドレーンは留置しない流れになってきています。

 おさえておきたい知識

術後ドレーンの目的

なぜ術後にドレーンを挿入するのでしょうか。術後のドレナージには、大きく分けて「予防的」と「治療的」の2つの目的があります。

1. 予防的ドレナージ

予防的ドレナージは、術後に滲出液や血液、空気の漏れがあることが予想され、ドレーンを挿入しないと不具合が生じる可能性が高い場合に行われます。また、合併症を早期認知するための情報収集を目的として挿入する場合もあります。

2. 治療的ドレナージ

治療的ドレナージは体内に貯留した血液や空気、膿を体外に排出するために行います。予防的ドレーンがそのまま治療的ドレーンになることもあります。

ドレーン留置における合併症

ドレーンの留置は身体的・精神的苦痛や逆行性感染、皮膚トラブルなどを引き起こす可能性があります。また、早期離床の妨げや事故(自己)抜去のリスクがあるため、不要となれば早期抜去が望ましいとされています。

腹部手術後のドレーン

1．結腸・直腸手術

結腸・直腸切除術後の重篤な合併症といえば縫合不全です。特に、結腸-肛門吻合における縫合不全の発生率は10〜30%と高く、術後は縫合不全の早期診断、治療を目的として吻合部や骨盤底にドレーンが留置されてきました。

最近の研究では、術後のドレーン留置により縫合不全やその他の合併症を予防する十分な根拠はないとされ、ルーチンでのドレーン留置は推奨されていません。

2．肝胆膵手術

肝切除後や膵切除後の重篤な合併症といえば、胆汁瘻や膵液瘻、腹腔内膿瘍や出血などがあります。

肝切除後は肝切離面や胆管空腸吻合部にドレーンが留置されます。最近のメタ解析では、ルーチンのドレーン留置は不要であると考えられており、術後にドレーンを省略する施設も増えてきています。

一方、膵頭十二指腸切除術などの膵臓手術は高難度手術であり、合併症発生率は30〜50%といわれています。特に膵液瘻は、敗血症や仮性動脈瘤の破裂など死亡率が高い合併症です。術後は膵前面・後面、左横隔膜下にドレーンを留置することが多いです。ドレーン留置について検討したスタディはまだ少なく、現時点ではドレーンの非留置は推奨されていません。

▼ 肝縫合術後のドレーン留置の実際

・肝損傷に対する肝縫合術の様子。ウィンスロー孔と左横隔膜下にドレーンが留置されている

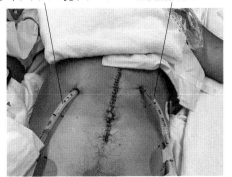

ウィンスロー孔ドレーン　　左横隔膜下ドレーン

▼ 腹腔ドレーンの主な留置部位

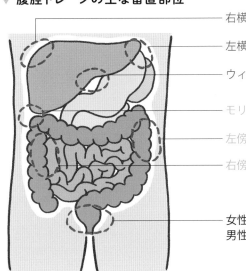

右横隔膜下ドレーン
左横隔膜下ドレーン ┐ 上腹部手術において
ウィンスロー孔ドレーン ┘ 体液が貯留しやすい部位

モリソン窩ドレーン
左傍結腸溝ドレーン ┐ 下腹部手術において
右傍結腸溝ドレーン ┘ 体液が貯留しやすい部位

女性：ダグラス窩ドレーン
男性：直腸膀胱下ドレーン

Part 2

病棟別／外科・ICU

111

3. 腹膜炎手術

急性虫垂炎や急性胆嚢炎、消化管穿孔などの腹膜炎手術後には、術後の膿瘍形成の予防としてドレーンが留置されます。留置部位としては両側横隔膜下、ウィンスロー孔、両側傍結腸溝、骨盤底など複数留置されることが多いです。

『消化器外科SSI予防のための周術期ガイドライン 2018』[1)]では、虫垂切除後、胆嚢摘出後にドレーンを留置しないことを勧めています。

ケアにつなげる！

ドレーン非留置の術後管理

術後にドレーンが留置されていない場合、ドレーンから術後合併症を早期発見することはできません。バイタルサインや身体所見から合併症が生じていないかを疑う必要があります。

そのため、術後合併症がどのような時期に生じるのか理解するのが重要です。

術後出血、リンパ漏、消化液漏出は術直後〜術後2日目に発症することが多いです。

細菌感染が成立して臨床的な症状を示すまで4〜5日かかります。そのため、術後4〜5日目に感染や手術部位感染(SSI)を生じます。

食事開始により、通過障害や腸閉塞を発症します。場合によっては術後7日目以降に発症することもあります。

(石上雄太)

▼ 消化器外科手術における比較的頻度の高い合併症の発症時期(めやす)

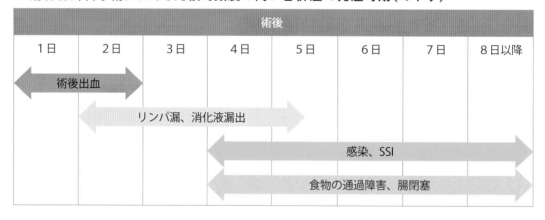

文献
1) 日本外科感染症学会編：消化器外科SSI予防のための周術期管理ガイドライン2018. 診断と治療社，東京，2018.
http://www.gekakansen.jp/guideline2018.html(2021.5.10.アクセス)
2) 窪田忠夫：管/ドレーン. INTENSIVIST 2016；8(3)：522-523, 615-622.

術後に患者を温めるよう指示が
あるのはなぜ？　そもそも、
なぜ術後に低体温になるの？

A 全身麻酔で体温の調整中枢が抑制され、
体内各部位間での温度の再分布により核
心温が低下します。低体温のまま覚醒す
ると、シバリングや覚醒不良の原因となり
ます。

おさえておきたい知識

体温の生理

　ヒトの体温のうち、環境に左右されやすい
体表の温度を体表温といい、体表面に近いほ
ど環境温に近くなります。一方、核心温度
（心臓や脳などの重要な臓器の温度）は個人差
が少なく、正常の37℃から±0.1℃以内の変
動に止まるように調整されています。

　体温調整中枢は視床下部にあり、求心性の
温度情報を感知し、遠心性の体温調整反応を
引き起こします。生体内外の温度条件は、皮
膚、脊髄、中脳、腹腔内、胸腔内などにある
温度受容器により感受され、その情報が体温
調整中枢に伝えられます。

　低体温（核心温が36℃未満になること）に対
する生理的反応として、皮膚血管収縮、非ふ
るえ熱産生、ふるえ（シバリング）による熱産
生があります。

医師のアタマにあるオーダーの「根拠」

麻酔に伴う体温低下

　全身麻酔を行うと、体温調整中枢のはたら
きが抑制されます。通常の麻酔深度では低温
域値は2.5℃、高温域値は1℃上昇します。こ
のため、体温は環境温に左右されやすくな
り、重要臓器の温度、いわゆる核心温度の低
下がみられます。これに熱の産生と放散のア
ンバランスが加わり、体温はさらに低下しま
す。

術中の体温の推移を示します。第1相では、手足の血管が拡張することにより中心部の熱が手足に移動して、中枢温が低下します。これを再分布性低体温といいます。第2相では、熱の放散量が産生量を上回るため体温は低下します。第3相では、体温調節中枢がはたらきます。末梢組織の血流が低下することにより熱の放散が抑えられ、中枢温はほぼ横ばいとなります。

▼ 術中体温の推移

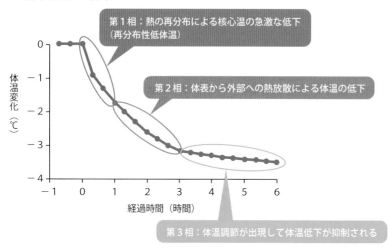

第1相：熱の再分布による核心温の急激な低下（再分布性低体温）

第2相：体表から外部への熱放散による体温の低下

第3相：体温調節が出現して体温低下が抑制される

Sessler DL. Perioperative heat balance. Anesthesiology 2000；92（2）：578-596. 金田徹：周術期体温管理の理由とその方法いつ温めるの？麻酔導入前でしょう！. https://multimedia.3m.com/mws/media/1409983O/hpm-659-a-pwvoice-4-pdf.pdf（2021.5.10.アクセス）より引用

▼ 全身麻酔による再分布性低体温のメカニズム

| 無麻酔 | 麻酔 | 麻酔導入後 |

無麻酔におけるヒトの体温の分布は、末梢血管が適切に収縮している状態で、皮膚温や四肢末梢の組織温は低めとなっているが、中枢温は一定に保たれている

無麻酔状態で温度が低かった末梢組織によって、中枢から流れてきた血液は冷やされ、また中枢に戻っていく

麻酔導入後約1時間で0.5～1.5℃中枢温は下がり、反対に末梢温は上がるため、四肢末梢は温かく感じられるようになる

再分布性低体温が起こる

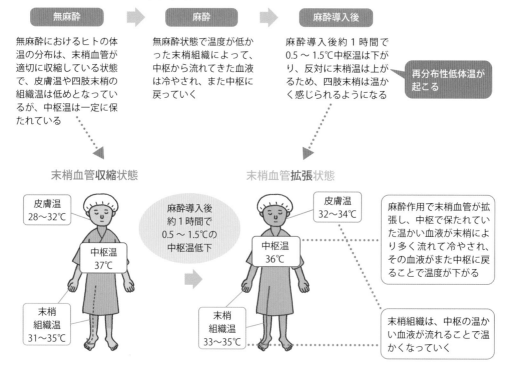

末梢血管**収縮**状態

末梢血管**拡張**状態

皮膚温 28～32℃

中枢温 37℃

末梢組織温 31～35℃

麻酔導入後約1時間で0.5～1.5℃の中枢温低下

皮膚温 32～34℃

中枢温 36℃

末梢組織温 33～35℃

麻酔作用で末梢血管が拡張し、中枢で保たれていた温かい血液が末梢により多く流れて冷やされ、その血液がまた中枢に戻ることで温度が下がる

末梢組織は、中枢の温かい血液が流れることで温かくなっていく

西原明子：術中の看護. 山本千恵編著，周術期看護はじめの一歩，照林社，東京，2019：85. より引用

低体温の併発症

手術終了時に低体温となった場合、麻酔覚醒時にシバリングをよく経験します。シバリングによる酸素消費量の増加は、若年成人では安静時の300～400％にもなることが報告されており、心筋虚血の発生が懸念されます。また術後の低体温により、覚醒遅延や創部感染が多くなるといわれています。

低体温の予防

手術中の熱喪失のうち、およそ90％は皮膚表面から、10％は気道から失われます。そのため、偶発性低体温（意図せず術中などに生じる低体温）を予防する目的で保温する場合は、皮膚表面を介するのが最も効率がよいです。

温風式加温装置（3M™ベアーハガー™など）は、多くの施設で使用されています。そのほか、輸液製剤の加温や、小児科領域では放射熱加温装置（インファントウォーマー）などが使用されます。

*

発熱時の指示は通常ありますが、低体温で指示が出されることはあまりないかもしれません。術後は高体温だけでなく、低体温にもしっかり注意し、積極的に保温して努めるようにしましょう。

（石上雄太）

▼ 低体温で生じるシバリング

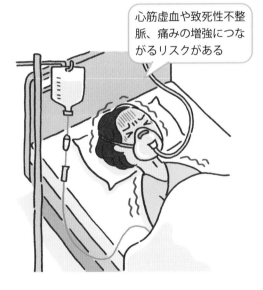

心筋虚血や致死性不整脈、痛みの増強につながるリスクがある

▼ 温風式加温装置による保温の実際

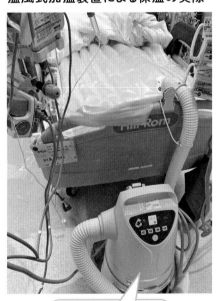

温風式加温装置を患者加温用ブランケットと接続して使用

文献
1）岩崎寛編：麻酔科診療プラクティス14 麻酔偶発症・合併症. 文光堂，東京，2004：118-119.
2）Matsukawa T, Sessler DI, Sessler AM, et al. Heat flow and distribution during induction of general anesthesia. *Anesthesiology* 1995；82：662-673.

Q45 創部フィルムが汚れているのに、術後48時間は剥がさない場合と、汚れたからガーゼに交換する場合……。なぜ創部被覆の指示が違うの?

A 基本的には術後48時間はポリウレタンフィルムでドレッシングを継続します。しかし過剰な滲出液があると、創の治癒を遅らせてしまうため、ドレッシング材を交換する必要があります。

 医師のアタマにあるオーダーの「根拠」

創傷管理には湿潤環境が重要

創傷の治癒を促進するために、創傷治癒を阻害する因子(感染など)を取り除き、創部の環境を整えることが重要です。

創は術後約48時間で上皮化します。そのため、術後48時間までは良好な創部の環境を保つ必要があります。創にとってのよい環境として重要なことは適度な湿度です。創傷の早期には、治癒を促進するサイトカインを含む滲出液を認めます。滲出液による適度な環境を湿潤環境といい、ドレッシング材を選択するうえで重要な因子となります。

過剰な滲出液は、不良肉芽の形成や周囲の皮膚を浸潤し、創傷治癒を遅延させます。さらには、過剰な滲出液は感染の温床にもつながります。

以上のことに注意してドレッシング材を選択する必要があります。

被覆にはポリウレタンフィルムを選択

術直後の創部のドレッシング材には、ポリウレタンフィルムを使用します。

ポリウレタンフィルムのメリットとしては、透明であり、皮膚の観察が容易なことです。感染徴候(発赤、創部周囲の皮膚の状態)や滲出液の量などが一目でわかります。

また、水を通さず水蒸気・酸素を通すという特性をもっており、湿潤環境を保つことが可能です。

術後48時間まで交換しない

基本的には術後48時間で上皮化するため、それ以前にドレッシング材を交換してしまう

▼ 術後創部に用いるドレッシング材（一例）

・透明なポリウレタンフィルムを用いているため、創部が観察しやすく、湿潤環境を保つ

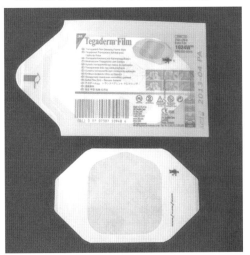

▼ ドレッシング材による創部被覆の実際

・左膝関節、手術直後のドレッシングの様子

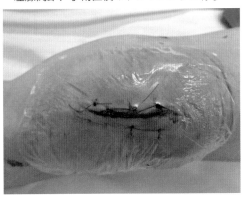

と、せっかく形成された上皮が途中で剥がれ、創傷治癒を遅らせてしまいます。

しかし前述の通り、感染リスクなども考慮

すると、滲出液の量次第ではドレッシング材を交換する必要があります。

 ケアにつなげる！

以前は、術後の創部に消毒薬を使用していました。そもそも消毒薬はタンパク質を変性させて、細菌を死滅させます。そのため、消毒薬を使用すると、治癒する過程で必要な細胞なども死滅させてしまい、結果的に治癒を遅らせてしまうのです。

創部が汚染されている場合は、生理食塩水で洗浄するとよいでしょう。また感染徴候（明らかに膿があったり、創縁が発赤、熱感があるなど）がある場合は、医師に必ず報告しましょう。

（本橋直樹）

文献　1）本田優子：手術創はどのように保護するとよいの？　術前・術後ケアの「これって正しい？」Q&A100, 西口幸雄編著, 照林社, 東京, 2014：82-83.
2）前川武雄編：ドレッシング材のすべて　皮膚科医による根拠に基づく選び方・使い方, 学研メディカル秀潤社, 東京, 2015.

頸部の術後に、なぜ マジック・ベッド(体位固定具)を 使用する指示があるの?

A 頭頸部がんの術後は、皮弁が壊死しないように絶対安静が必要です。また頭頸部がんでは術後せん妄の頻度が高く、マジック・ベッドによる体位固定が重要となります。

 おさえておきたい知識

手術で用いるマジック・ベッドの特徴

マジック・ベッド(陰圧式体位固定具)は術中・術後の体位保持、安静などに使用します。特に、頭頸部や上半身の固定に使われることが多いです。

吸引で陰圧をかけることで、体型に沿ったベッドを作成することができます。体型に沿っているベッドなので寝返りなどができず、安静を保持することが容易となります。

▼ 陰圧式体位固定具(一例)

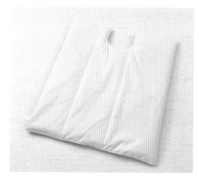

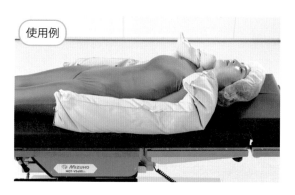

使用例

(画像提供:オカダ医材株式会社)

医師のアタマにあるオーダーの「根拠」

頭頸部がんの術後は体位固定が重要

基本的には、どのような術後も早期離床が基本です。しかし、頭頸部がんの手術は例外であり、絶対安静が求められます。

頭頸部がんの手術は切除範囲が広く、欠損部に他の組織を移植することが多いです。この組織のことを皮弁といいます。最も重大な術後合併症は皮弁の壊死です。皮弁部は、皮弁の血管と頸部の血管をつなぎ合わせて血流を確保しています。頸部が強く圧迫されたり、首をひねってしまうと、つなぎ合わせた血管に血栓が形成されます。すると皮弁への血流が途絶えてしまい、皮弁が壊死してしまいます。

また首を大きく動かしてしまうと、つなぎ合わせた血管がちぎれて、大出血をきたすこともあります。

以上の理由により、頭頸部がんの術後は頸部の絶対安静が必要であり、体位固定具としてマジック・ベッドが最適なのです。

▼ 皮弁の形成と血管吻合（イメージ）

・下顎骨を切除した部分に骨移植を行った場合

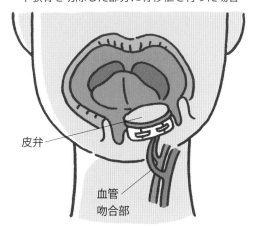

日本頭頸部癌学会：頭頸部がん情報 頭頸部の再建術．
http://www.jshnc.umin.ne.jp/general/section_04.html（2021.5.10.アクセス）をもとに作成

Part 2

病棟別／外科・ICU

 ケアにつなげる！

頭頸部がんは術後せん妄リスクが高い

頭頸部の手術では、呼吸・発声・嚥下といった人間の大切な部分が損なわれることになります。そのような影響もあってか、頭頸部がんの術後せん妄は一般的な術後より頻度が高いといわれています。

対応として、鎮静薬を使用することがほとんどですが、せん妄により安静が難しくなってしまうことも多いです。そのような理由からもマジック・ベッドによる体位固定が重要

となります。

鎮静薬を使用している場合が多いとは思いますが、患者本人が痛みや苦しみを言葉にできず、さらに苦しみは増して負のスパイラルに陥ります。

本人の表情などをよく観察して、痛みがないかどうかなどをアセスメントし、少しでも苦痛が軽減できる対応を医師に相談するとよいでしょう。

（本橋直樹）

文献　1）伊藤壽一，大森 孝一監修，楯谷一郎編：耳鼻咽喉科・頭頸部外科レジデントマニュアル．医学書院，東京，2016．
2）菊地大介，松塚崇，野本幸男，他：当科における頭頸部癌再建術後の過活動型せん妄と鎮静時間の関連性．頭頸部外科 2011；21（3）：303-306．

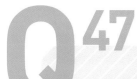

Q47 心臓血管外科の術後に、なぜ麻痺の有無を観察する指示が出るの？

A 心臓血管外科の術後は運動麻痺や知覚障害を生じやすく、早期発見・治療が後遺症の軽減につながります。術前〜術後の症状の変化を観察し、原因究明に努めることが重要です。

 医師のアタマにあるオーダーの「根拠」

心臓血管外科に関連する疾患では、病態、手術手技、術中体位の影響などさまざまな原因から、術後に運動麻痺や知覚障害を生じやすいです。

病態による麻痺

心臓弁膜症には、心臓内に血栓ができてしまう病態があります。僧帽弁疾患の場合の左心耳血栓や心房細動の心房内血栓が原因で、脳塞栓症を引き起こします。

また、大動脈解離の場合、解離により大動脈分枝血管の血流障害が生じ、脳・脊髄神経に異常が引き起こされます。

胸部大動脈瘤により反回神経が圧迫されると、末梢性麻痺を引き起こし、誤嚥性肺炎や経口摂取遅延など、術後患者のADL低下を招くため、こちらも注意が必要です。

このように術後だけでなく術前から麻痺の状態を把握し、その変化を観察することも重要な要素となります。

手術手技による麻痺

一般的には、あらゆる手術に麻酔関連の脳神経合併症は存在します。特に心臓血管外科手術に関連した麻痺としては、以下が挙げられます。

1. 人工心肺に関連したもの[1]

心臓血管外科手術の特徴として、心臓を止めて手術を行うことが多い点が挙げられますが、その際には全身の血流を人工心肺で代用することになります。

術前から頸動脈狭窄や頭蓋内血管病変を認める場合は、人工心肺中の血圧低下により頭蓋内血流障害を生じ、術後脳梗塞を引き起こ

すことがあります。

また、人工心肺を使用することで血管内や心臓内に存在していた血栓や粥腫が脳血管内に流れ込み塞栓となり、麻痺を引き起こすこともあります。特に大動脈に高度石灰化を認めた場合は、送血管(人工心肺装置からの血液を体内に送り込む管)の挿入の際や全弓部置換による操作により、石灰化病変が脳血管内で塞栓源となり脳梗塞を生じることがあります。

さらに、もう1つの特徴として、術中に大量のヘパリンを使用するため**出血傾向**となり、脳出血や硬膜外血腫および硬膜下血腫を生じた場合にも麻痺を生じることがあります。

2. 頸動脈や肋間動脈再建に関連したもの

下行大動脈や胸腹部大動脈を操作する場合は、術後に脊髄虚血による**下半身麻痺**(対麻痺)を生じることがあります。これは脊髄を栄養する血管である前脊髄動脈と大動脈の枝である肋間動脈を交通するAdamkiewicz(アダムキュービッツ)動脈が、第7肋間～第2腰動脈のいずれか1本から独立して分岐するためです。この動脈の閉塞による脊髄虚血を予防するために、術前に脳脊髄液ドレナージ Q66 を行い、脊髄動脈圧を一定以上に保つようにします。

また、肋間動脈を切断せざるを得ない場合は肋間動脈再建を行いますが、縫合不全や出血による血流低下により麻痺を生じることもあります。

3. 腹部大動脈瘤のクランプによる下肢虚血

腹部大動脈瘤の手術は、ステントグラフト挿入術および開腹による人工血管置換術が行われます。**人工血管置換術**を行う場合は、大動脈瘤の中枢側および末梢側を一時的にクランプし、血流を途絶させる必要があります。しかし、一定時間以上のクランプ時間を要した場合は、下肢や腹部臓器の虚血に注意しなければなりません。そのため、術中および術後は下肢の麻痺や消化管の異常などについて、厳重な観察が必要となります。

4. 内シャント作成時の神経障害[2)]

血液透析のための血管アクセスとして、内シャント作成術を施行した後、虚血性合併症として**スチール症候群**がよく知られています。虚血性の神経麻痺は**運動感覚神経障害**(IMN)と呼ばれます。これはシャントに血流がとられ過ぎたために生じる末梢血流障害に伴う神経障害で、まれな合併症といわれています。

糖尿病患者に好発し、高齢者やすでに神経障害を有する患者、末梢動脈疾患を合併する患者ではリスクが高くなるといわれています。

症状は急性疼痛や前腕および手の筋肉の脱力および麻痺であり、治療はシャント閉塞のみとされていますが、神経症状の改善に乏しい場合は多々あります。そのため、早期発見および早期治療介入がより重要となります。

術中体位の影響による麻痺[3)]

術中の体位も神経障害に関係します。これは神経の栄養血管の圧迫、神経の屈曲・進展に伴う神経栄養血管の血流不足・虚血による機能障害です。本来、神経は皮下組織や骨格筋などによって保護されていますが、麻酔下では筋弛緩状態であるため、骨や手術台による圧迫、関節の過剰な進展・屈曲の影響を受けやすい状況です。

症状は一過性のものであり、予後はよいとされていますが、長時間の圧迫や圧迫の程度が強いほど回復までに時間を要し、不可逆的な後遺症を遺すこともあります。心臓血管外科手術では仰臥位および半側臥位(ツイスト位)が多く、比較的、手術時間も長くなることが多いため注意が必要です。

1. 仰臥位の場合

頭頸部の過剰な屈曲および伸展や、上肢の過度な外転・外反による腕神経麻痺、脊椎の弯曲異常による頸椎損傷、上肢抑制帯による

肘関節の過剰圧迫による尺骨・橈骨神経麻痺、下肢抑制帯による腓骨小頭と膝関節の過剰圧迫による腓骨神経麻痺などが挙げられます。

2. 半側臥位の場合

上記に加えて、下側上肢抑制帯の過剰圧迫による橈骨神経麻痺、上側上肢手台の過剰圧迫による腋窩神経麻痺および腋窩静脈圧迫などが挙げられます。

（人万祐樹）

▼ 術中体位別・注意したい麻痺の例

仰臥位

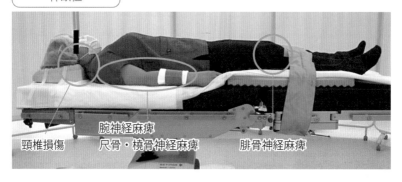

頸椎損傷　　　腕神経麻痺
　　　　　　尺骨・橈骨神経麻痺　　腓骨神経麻痺

半側臥位（ツイスト位）

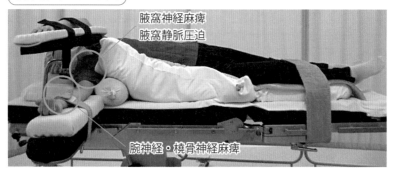

腋窩神経麻痺
腋窩静脈圧迫

腕神経・橈骨神経麻痺

※写真はモデル

文献
1）宮田和人，内野博之：心臓・大血管外科手術と脳保護. 日臨麻会誌 2012；32（5）：749-754.
2）重松宏，森岡恭彦：四肢の動脈瘤. 外科 1988；50（4）：360-368.
3）西山純一：手術体位による合併症—末梢神経障害を中心に—. 日臨麻会誌 2017；37（2）：201-209.

脳神経外科術後の観察指示。
瞳孔不同なのに、そのまま経過観察してよいのはどのような場合？

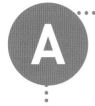 **A** 脳神経外科術後では、脳ヘルニアが原因で瞳孔不同が出現している場合には緊急で医師への連絡が必要となります。それ以外の場合、経過観察で問題ありません。

事例紹介

くも膜下出血で開頭クリッピング術の術後、「瞳孔不同が出たらすぐ報告」と観察の指示があった。
瞳孔不同を見つけて大急ぎで医師へ報告したところ、「そのまま経過観察」とのことだったけれど大丈夫……？

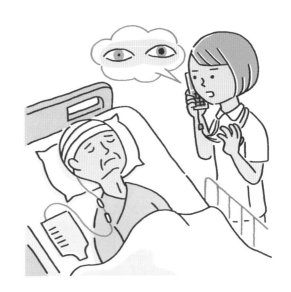

 おさえておきたい知識

動眼神経の役割

　瞳孔不同について述べる前に、まずは第三脳神経である動眼神経の役割について解説します。

　動眼神経は眼球運動（眼球を上下、内側に動かす）、眼瞼挙上（まぶたを上げる筋肉を動かす）、縮瞳（瞳孔を小さくする）を司る脳神

経です。この３つの機能のうち、瞳孔の調節を行う神経線維は、動眼神経の外側に存在し、眼球運動や眼瞼挙上を支配する神経線維は、動眼神経の内側に存在します。そのため、眼球運動障害や眼瞼下垂が出現する前に、瞳孔不同が出現した場合には、動眼神経が外側から障害を受けていることが想定されます[1]。

脳ヘルニアの病態と症状

"動眼神経が外側から障害を受けている"とは、どのような状況でしょうか。

そもそも頭蓋という部屋のなかには通常、脳実質・血液・脳脊髄液の３つの内容物が存在しています。部屋の広さは一定ですが、脳出血や脳浮腫、水頭症などにより、内容物の体積が増えると、部屋のなかの圧力が上昇します（＝頭蓋内圧亢進）。

症状としては、頭痛、嘔吐、意識障害、視力障害などが出現します。この状態がさらに進行した状態を脳ヘルニアと呼び、死に至る危険性があります。脳ヘルニアとは、頭蓋内圧亢進によって、脳組織が本来の場所から外へ押し出された状態といえます。

医師のアタマにあるオーダーの「根拠」

すぐに報告したい脳ヘルニアの症状

脳ヘルニアの症状としては、先ほど挙げた頭蓋内圧亢進の症状に加えて、瞳孔不同が重要です。動眼神経が本来の場所から押し出されているため、動眼神経が外側から圧迫を受けている状況です。

視床・視床下部や中脳・脳幹の圧迫の症状が強くなれば、さまざまな呼吸障害（チェーン・ストークス呼吸、持続性過呼吸、失調性呼吸、呼吸停止）や異常肢位（除皮質硬直、除脳硬直）がみられます。

以上から、脳神経外科術後に、瞳孔不同だけではなく、頭痛、嘔吐、意識障害、呼吸障

▼ 脳ヘルニアのイメージ

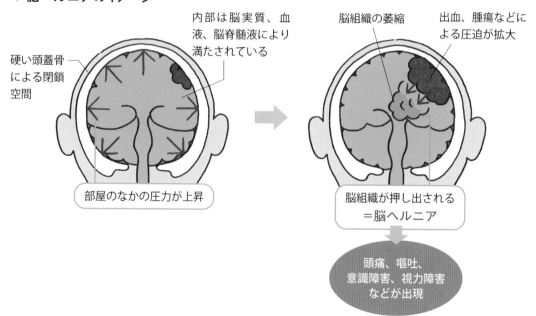

硬い頭蓋骨による閉鎖空間

内部は脳実質、血液、脳脊髄液により満たされている

部屋のなかの圧力が上昇

脳組織の萎縮

出血、腫瘍などによる圧迫が拡大

脳組織が押し出される＝脳ヘルニア

頭痛、嘔吐、意識障害、視力障害などが出現

▼ 除脳硬直（中脳・橋の障害）

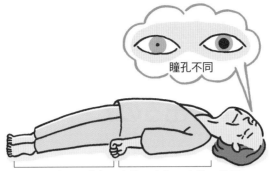

瞳孔不同

下肢の伸展・内転　上肢の内転・内旋・伸展

害、異常肢位などの症状も伴っていた場合には、術後脳出血や脳梗塞などにより、脳ヘルニアが出現している可能性があるため、すみやかに医師に報告する必要があります。

■瞳孔不同のみでは
■経過観察になる場合が多い

瞳孔不同のみを認め、頭蓋内圧亢進症状や脳ヘルニアの症状を伴わない場合には、経過観察の方針となることが多いです。

動眼神経麻痺が単独で起こる病態としては、内頸動脈後交通動脈分岐部動脈瘤（IC-PC aneurysm）、脳底動脈上小脳動脈分岐部瘤（BA-SCA aneurysm）、動眼神経鞘腫、糖尿病などが挙げられます。また、脳神経外科手術中に動眼神経を損傷した場合も起こりえ

ます。

脳動脈瘤については、破裂した場合には術後も瞳孔不同が遷延する例があります。また、破裂していなくても、動脈瘤が大きくなってくると、動眼神経を圧迫するため、瞳孔不同が出現します。未破裂脳動脈瘤や脳腫瘍によるものの場合、待機的に手術が必要となることはありますが、緊急での対応は不要となります。

なお、糖尿病では動眼神経の内側から障害を受け始めるため、眼球運動障害、眼瞼下垂の症状が出現してから、最後に瞳孔不同が出現することが多いです。

（奥村栄太郎）

文献　1）後藤文男, 天野隆弘：臨床のための神経機能解剖学. 中外医学社, 東京, 1992：8.

脳神経外科術後に、なぜ人工呼吸器の設定呼吸回数を増やす指示が出るの?

A 呼吸回数を増やし過換気にすることで、頭蓋内圧が減少するためです。

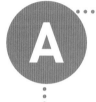
医師のアタマにあるオーダーの「根拠」

脳神経外科術後は呼吸管理が重要

脳神経外科術後の患者は、頭蓋内圧亢進を認めていることが多いです。適切な換気を行うことで、脳損傷の増悪を予防することができるといわれています。

換気が不十分な場合は高二酸化炭素血症になり、脳血管が拡張し頭蓋内圧が上昇します。一方、過換気による低二酸化炭素血症では、脳血管収縮による脳血流が低下し、脳虚血の悪化を認めます。

 換気が脳に与える影響

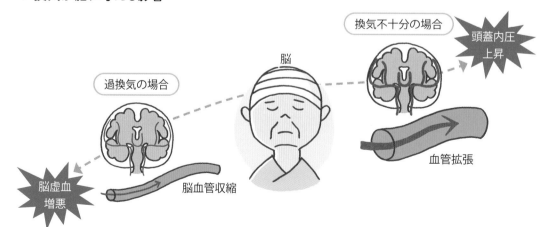

岡元和文総監修：頭蓋内圧亢進／頭蓋内圧モニタリング／頭蓋内圧降下療法. CRITICAL CARE GUIDELINES 重症患者 診療指針, 総合医学社, 東京, 2020：213-218. をもとに作成

▼ 頭蓋内圧亢進に対する段階的治療

段階	治療方法
1	気管挿管
2	鎮静・鎮痛の強化
3	二酸化炭素(CO_2)管理
4	頭位挙上
5	脳室ドレナージ
6	浸透圧療法
7	脳低体温療法
8	バルビツール療法
9	開頭減圧術

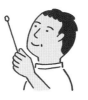

呼吸管理、鎮静、鎮痛を含めた全身管理を行う！

岡元和文総監修：頭蓋内圧亢進／頭蓋内圧モニタリング／頭蓋内圧降下療法. CRITICAL CARE GUIDELINES 重症患者 診療指針, 総合医学社, 東京, 2020：216. より引用

▼ 頭部外傷に対する過換気療法の考え方

- 盲目的な長時間の過換気療法（$PaCO_2 \leqq 25\sim35mmHg$）はすべきではない（グレードC）
- 脳ヘルニア徴候のある脳圧亢進においては、短時間の過換気療法（15〜30分で$PaCO_2$：30〜35mmHg）を考慮してもよい（グレードB）
- 脳圧亢進が疑われ、鎮静薬・筋弛緩薬、脳脊髄液ドレナージ、高張溶液投与で頭蓋内圧を20mmHg以下にコントロールできない時に限り、動脈血液ガス分析または呼気終末炭酸ガス分圧を必須モニターとし、脳組織酸素モニターもしくは内頸静脈酸素飽和度（SjO_2）モニターをしながら、長時間のnormoからmild-hyperventilation（$PaCO_2$ 30〜45mmHg）を考慮してもよい（グレードB）

日本脳神経外科学会，日本脳神経外傷学会監修：頭部外傷治療・管理のガイドライン 第4版. 医学書院, 東京, 2019：68. より引用

　頭蓋内圧上昇しているときは、まず呼吸管理、鎮静、鎮痛を含めた全身管理を行うことが大切です。

　頭部外傷におけるルーチンの過換気療法（動脈血二酸化炭素分圧〈$PaCO_2$〉を20〜25mmHgに維持）は大規模研究において否定的です。そのため、$PaCO_2$ 25mmHg以下の過換気療法は推奨されていません。

頭部外傷に対する過換気療法

　頭蓋内圧亢進症状を認めたとき、『頭部外傷治療・管理のガイドライン』[1]では、ルーチンでの過換気療法は推奨されていません。過換気を行うこともありますが、CO_2をモニタリングしながら、適切な換気を行うことが重要です。

（三井太智）

文献
1）日本脳神経外科学会，日本脳神経外傷学会監修：頭部外傷治療・管理のガイドライン 第4版. 医学書院, 東京, 2019.
2）岡元和文総監修：頭蓋内圧亢進／頭蓋内圧モニタリング／頭蓋内圧降下療法. CRITICAL CARE GUIDELINES 重症患者 診療指針, 総合医学社, 東京, 2020：213-218.

Q50 脳神経外科の患者は、なぜベッドアップ30°を保持する指示が出るの?

A 静脈還流を促進することで、頭蓋内圧が低下するためです。

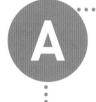 おさえておきたい知識

脳神経外科では頭蓋内圧亢進に注意

脳神経外科では、脳卒中や頭部外傷など、さまざまな頭蓋内疾患の患者がいます。いずれの疾患においても、病状が進行すると頭蓋内圧が高くなり頭蓋内圧亢進を生じます。頭蓋内圧が亢進すると頭痛、めまい、嘔吐、意識障害、けいれん、クッシング徴候（徐脈、血圧上昇、呼吸抑制）、瞳孔不同、片麻痺などが出現します。さらに脳幹を圧迫し、致死的な状況となります。そのため、頭蓋内圧を亢進させないように、頭蓋内圧を適切にコントロールすることが大切です。

頭蓋内圧が亢進する原因

頭蓋内は、脳実質、血液、脳脊髄液（髄液）の3つで構成されています。頭蓋容積は一定であるため、3つのうち1つでも容積が増加すると、頭蓋内圧が上昇する原因となります。具体的には、脳実質の腫脹や脳脊髄液の循環不全、脳血管の拡張などがあります Q48 Q49。

▼ 頭蓋内圧が亢進する主な原因

脳代謝亢進
・疼痛、発熱

脳血流増加
・疼痛、発熱、けいれん
・動脈血二酸化炭素分圧（$PaCO_2$）の上昇
・血管作動薬の使用
・吸入麻酔薬や亜酸化窒素の利用

頭蓋からの静脈還流低下
・過度の頭部回旋
・頸静脈の直接圧迫（挿管チューブ固定具の使用）
・気道内圧の上昇（気道内分泌物、咳嗽、気管支喘息など）

谷奥匡，川股知之：頭蓋内圧亢進患者の周術期管理. 岡元和文総監修，CRITICAL CARE GUIDELINES 重症患者 診療指針，総合医学社，東京，2020：1512. より引用

医師のアタマにあるオーダーの「根拠」

頭部挙上と頭蓋内圧

脳神経外科の患者は頭蓋内圧亢進状態であることが多いため、頭蓋内圧を下げる必要があります。

ベッドアップ30°にすることにより、頸静脈の流出がよくなり全身の血圧低下をきたさずに、頭蓋内圧を低下することができます。また、髄液が脊髄くも膜下腔に移動することによっても、頭蓋内圧が下がります。しかし、脱水症例では血圧低下に注意します。

脳は、脳循環(脳の血流)を自動調節することができ、血圧の変動に対して脳灌流を一定に保とうとする機能(＝脳循環の自動調節能)があります。しかし、頭蓋内疾患により脳の機能が損傷すると、その機能がはたらきにく

▼ ベッドアップ30°によって得られる変化

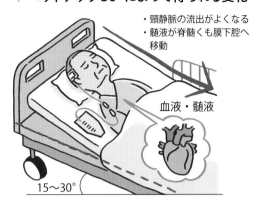

- 頸静脈の流出がよくなる
- 髄液が脊髄くも膜下腔へ移動

血液・髄液

15～30°

くなり、脳循環は血圧により左右されます。血圧が高値であると、脳血流が増大し、頭蓋内圧亢進症状を引き起こす可能性があります。そのためベッドアップによる頭部挙上は大切なのです。

 ケアにつなげる！

ベッドアップは大切ですが、頭部挙上するときに30°以上にしてはいけません。過剰な頭部挙上は頸静脈の流出が増大し、全身の血圧低下を認めます。

また、ベッドアップしたときに頸部が屈曲すると、頸静脈の血流が悪化し頭蓋内圧亢進してしまうため、注意が必要です。頭部の位置は正中を維持するようにしましょう。

(三井太智)

▼ 脳循環の自動調節能の変化

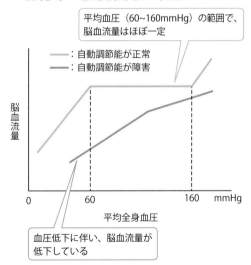

平均血圧(60～160mmHg)の範囲で、脳血流量はほぼ一定

――：自動調節能が正常
――：自動調節能が障害

脳血流量

血圧低下に伴い、脳血流量が低下している

平均全身血圧

医療情報科学研究所：病気がみえるVol.7：脳・神経 第2版. メディックメディア, 東京, 2017：68. より引用

文献
1) 谷奥匡, 川股知之：頭蓋内圧亢進患者の周術期管理. 岡元和文総監修, CRITICAL CARE GUIDELINES 重症患者 診療指針, 総合医学社, 東京, 2020：1512-1514.
2) 日本脳卒中学会脳卒中ガイドライン委員会編：脳卒中治療ガイドライン2015〔追補2019対応〕. 協和企画, 東京, 2019：148.

Q51

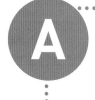

くも膜下出血患者の輸液指示で、水分出納バランスと輸液負荷量はどのように決めているの?

A 循環血液量を正常範囲内に保つことを目標に、脱水（マイナスバランス）にならないように十分に輸液を行います。

医師のアタマにあるオーダーの「根拠」

1日に必要な水分量のめやす（一般成人の場合）

一般的に1日に必要な水分量は、下記の式で求められます。

1日水分必要量＝尿量＋不感蒸泄量＋糞便水分量－代謝水（栄養が体内で代謝されて生じる水分。250～300mL/日）

このうち、糞便水分量と代謝水はほぼ等しいため、一般的には1日尿量と不感蒸泄量の合計が1日水分必要量となり、おおむね30～35mL/kgとなります Q22 。

しかし、この輸液量は平均成人にとって適切であっても、くも膜下出血の術後侵襲によるストレス下にある場合、状況は異なります。

1日に必要な水分量のめやす（くも膜下出血術後患者の場合）

くも膜下出血術後患者が1日に必要な水分量を計算するうえで、必要な各項目をそれぞれ検証していきます。

1. 尿量

一般的には0.5～1.0mL/kg/時ですが、発熱、疼痛、術後侵襲によるストレス下に置かれ、中枢性尿崩症、抗利尿ホルモン分泌過剰症（SIADH）、中枢性塩類喪失症候群（CSWS）などの病態が合併し、多尿となることが多いです。

2. 不感蒸泄量

一般的には15mL/kg/日ですが、1℃体温が上がるごとに100mL程度増えます。術後の一過性体温上昇、感染症（創部感染や髄膜炎）、中枢性交感神経過活動など、術後に体温が上昇することが多いです。

3. 糞便水分量

一般的には200mL/日ですが、術後ADLの低下に伴い、便秘になりやすく、排便状況は日々観察する必要があります。

4. その他の排液量

術後はさまざまなドレーン（皮下ドレー

ン、脳槽ドレーン、脳室ドレーン、スパイナルドレーンなど)が体内に留置されるため、こちらからの排液量も計算には欠かせません。

上記1～4を毎日確認し、合計の排液量と同等か軽度プラスバランスとなるように輸液負荷を行うことが基本となります(normo volemiaな管理＝臨床ではnormな管理という)。

■ 術後に注意したい遅発性脳血管攣縮

これまで説明してきた厳重なバランス管理が不十分となり、脱水(マイナスバランス)や電解質異常を認めた場合には、術後2日から14日までの期間に、遅発性脳血管攣縮を認めることがあります。

遅発性脳血管攣縮とは、主要脳血管の一過性の狭窄を認める病態ですが、脳梗塞を合併し後遺症を遺すこともあり、くも膜下出血の重大な予後不良因子です。

遅発性脳血管攣縮と診断された場合には、これまでのnormo volemiaの管理ではなく、triple H療法[1]が考慮されます。なお、遅発性脳血管攣縮が発症する前に、このtriple H療法を行うことは科学的根拠がないので、勧められません[2]。

▼ Triple H療法

Tiple H療法	具体的な治療法
Hypervolemia (循環血液量上昇)	輸液、輸血、アルブミンの投与
Hypertension(昇圧)	収縮期血圧140～150mmHgを目標に昇圧
Hemodilution(血液希釈)	ヘマトクリット30～35%を目標に血液を希釈

 ケアにつなげる！

くも膜下出血の発症から2週間までは、水分出納(in-out)バランスを十分に把握することが大切です。非常に細かい数字の記録が続くため、集中治療室(ICU)での経過観察が望ましいです。

Inについては、一日水分量(輸液量、医師の指示に基づく負荷輸液量)、栄養摂取量(栄養に含まれる水分量)を把握しておくとよいでしょう。

Outについては、2時間あたりの尿量、一日尿量、排便量、不感蒸泄量、各種ドレーンからの排液量を把握します。

そして、これらを足し引きした水分出納バランスの把握が最も大切となります。マイナスバランスが進んでいる際には、遠慮せずに医師に報告してください。

(奥村栄太郎)

文献
1)Origitano TC, Wascher TM, Reichman OH, et al. Sustained increased cerebral blood flow with prophylactic hypertensive hypervolemia hemodilution ("Triple-H therapy") after subarachnoid hemorrhage. *Neurosurgery* 1990；27：729-740.
2)Rinkel GJ, Feigin VL, Algra A, et al. Circulatory volume expansion therapy for aneurysmal subarachnoid hemorrhage. *Cochrane Database Syst Rev* 2004；2004(4)：CD000483.

脳神経外科の患者では、なぜ体温38.0℃以上で解熱薬投与の指示があるの?

 発熱に対する解熱薬の使用は十分なエビデンスは確立されていないものの、不快感の軽減やバイタルサインの安定化につながる可能性があります。

医師のアタマにあるオーダーの「根拠」

発熱に対する考え方

発熱は、視床下部(体温調整中枢)の基準値(セットポイント)の上昇のことであり、発熱物質やサイトカインを介して起こります。感染もしくは非感染性の刺激により、熱を産生する疾患のサインといえます。

発熱に対する解熱薬の使用について、十分なエビデンスは確立されていません。解熱を行うことで、感染からの回復を早め、免疫システムに補助的に作用するという根拠はありません。しかし、発熱に関連した頭痛や関節痛などの症状を改善することができ、また酸素消費量の軽減、脈拍の低下につながる可能性があります。

発熱とうつ熱に対する対応の違い

発熱に対して、臨床では薬物治療と冷却(クーリング)による解熱療法が実施されてい

ます。解熱薬の投与は、体温のセットポイントを低下させる効果があります。しかし、クーリングは、体温のセットポイントは変わらないので、冷却によりセットポイントとの温度差が広がり、強い血管収縮やシバリングが起こります(熱を産生させようとする)。クーリングが有効なのは発熱ではなく、うつ熱に対してです。

以上から、脳腫瘍や脳炎、頭部外傷などが原因となり中枢性発熱を認めた場合、体温のセットポイントが上昇しているため、解熱薬を投与してセットポイントを下げることで、患者の不快感を改善したり、バイタルサインの安定化につながる可能性があります。

▼ 発熱とうつ熱の違い

発熱	うつ熱
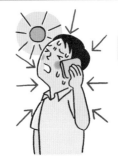	クーリングが有効なのは、うつ熱だけ
・体温のセットポイントが内的要因（感染症など）によって上昇	・体温のセットポイントは一定のまま ・外的要因（高温、無風、多湿など）によって体温が上昇

 ケアにつなげる！

脳卒中急性期の発熱への対応

　脳卒中急性期の中枢性発熱は、転帰不良の因子です。入院24時間以内の発熱は、急性期脳梗塞患者の短期死亡のリスクを上昇させた報告があります。これを受けて、『脳卒中治療ガイドライン（追補2019版）』[1]では、「脳卒中急性期の体温上昇は、解熱薬投与による体温低下を考慮してもよい」とされていますが、グレードC1（行うことを考慮してもよいが、十分な科学的根拠がない）としています。

　脳卒中ケアユニット（SCU）で行われる看護師主導の患者管理対策として、発熱、高血糖チェック、嚥下評価の３項目に対して、適宜対応していくことの有効性が検討された研究があります（QASC試験）[2]。この研究では、入院後から72時間まで、看護師による４時間ごとの検温および37.5℃以上の発熱時の解熱薬投与が行われました。その結果、90日後の転帰および死亡率は改善し、また、平均４年の経過観察における死亡率も低下しました。

　なお、脳卒中（特に脳梗塞）急性期のルーチンでのアセトアミノフェンによる治療的低体温療法は、行うことを考慮してもよいですが、臨床的効果はみられないとされています[1]。

（奥村栄太郎）

文献
1）日本脳卒中学会 脳卒中ガイドライン［追補2019］委員会編：脳卒中治療ガイドライン2015［追補2019］，株式会社協和企画，東京，2019：14-15，80.
2）Middleton S, Coughlan K, Mnatzaganian G, et al. Mortality Reduction for Fever, Hyperglycemia, and Swallowing Nurse-Initiated Stroke Intervention: QASC Trial (Quality in Acute Stroke Care) Follow-Up. *Stroke* 2017；48：1331-1336.

急変場面で「BVM換気を始めておいて!」との指示。看護師が行ってもよいもの?どうやったらできるの?

A BVM換気は誰でもできる処置なので、看護師も含め全スタッフができるようになるとよいでしょう。最大のポイントは気道の確保です。下顎挙上法やあご先挙上法で気道を確保しながら行います。一人で難しい場合は二人法で行います

 おさえておきたい知識

 呼吸を助けるBVMとは

　BVMは、バッグバルブマスクの略称です。臨床現場では「アンビュー取って!!」などと耳にすることもありますが、BVMを"アンビュー"と呼ぶことはBVMの老舗であるAmbu社製が広く使われていたことに由来しています。尿道留置カテーテルを"フォーリー"と呼ぶのと似ていますね。

　構造としては、患者の口に当てるマスクとそこに空気の逆流を防ぐ一方弁がつながり、さらに空気を送り込むためのバッグ(蘇生バッグ)、酸素をため込むためのリザーバーバッグがつながり、さらに酸素の配管とつなげるための管がついています[1]。

　酸素をつなげなくても呼吸補助はできますが、酸素をつないでリザーバーバッグが膨らんだ状態であれば、ほぼ100%の酸素が投与できます。

▼ バッグバルブマスクの構造

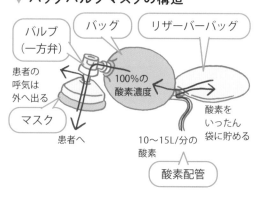

山中雄一:特別付録 救急カート＆救急薬PERFECT BOOK. エキスパートナース 2021;37(5):19.より引用

医師のアタマにあるオーダーの「根拠」

急変時はすみやかに呼吸補助を行う

BVMを使う場面としては、①麻酔導入、②呼吸が弱い、もしくは呼吸停止状態の患者への呼吸補助、③心肺蘇生行為中などが挙げられます。

BVMの処置は、患者の呼吸補助を行う、とても大切な処置です。急変時、最初の発見者は看護師である場合が多く、気道確保と呼吸補助は初期対応の処置としても重要で、看護師の役割が大きいところです。

1．換気時に胸郭が挙上しない場合

BVM換気時（バッグを押した際）に、胸郭がうまく挙がっていない場合、空気は胃に送られているか、マスクの脇から空気が漏れている状況となっているため、換気がうまくいっていない証拠となります。

2．一人でうまく換気できない場合

手の大きさや患者のあごの形など、さまざまな要因でどんなに頑張ってもうまく胸郭が挙がるような換気ができないことがあります。その場合には、二人法を行います。

一人がバッグを押し、もう一人が気道確保とマスクをしっかり当てることで、より確実なBVM換気が行えるようになります。

人手がある場合には、二人法で確実に換気を行ったほうがよいと考えられています。

＊

BVMによる呼吸補助は、呼吸が弱くなっている状態や呼吸停止、心肺停止の際の救命処置として非常に重要な手技です。そして、第一発見者の対応が重要になるため、看護師ができるようになっていることが大切です。気道確保に注意をしながら、確実なBVM換気が行えるようになりましょう。人手があるときには二人法によるBVM換気が確実です。

（平山　優）

▼ BVMの使い方

①鼻のくぼみ～あごのくぼみのところまで、しっかり覆えるマスクを選択する

②気道確保を行う。まず、患者の口腔内に吐物や喀痰、異物がないかを確認する。もしあるようなら、すみやかに除去する

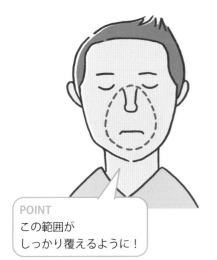

POINT
この範囲が
しっかり覆えるように！

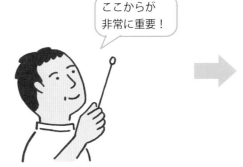

ここからが
非常に重要！

③患者のあご先を引き上げ、おでこを押して首を後屈させる（頭部後屈－あご先挙上法）

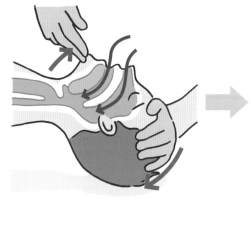

④酸素流量を10〜15L／分程度（めやすは酸素流量計の最大量）に設定し、しっかりと患者に密着するように、患者のあごとマスクをちょうど「C」と「E」の形で抑えるようにして、患者にマスクを当てる（EC法）

POINT
親指と人差し指でCを作り、中指から小指でEの形を作る

POINT
小指で患者のあごを引っかける

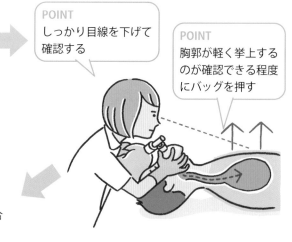

⑤バッグを押して、換気を行う

POINT
おおよそ成人で6秒に1回、小児で2〜3秒に1回、1秒間で押してバッグを緩める

⑥バッグを押してみて、患者の胸郭が確実に挙上しているか確認する

POINT
しっかり目線を下げて確認する

POINT
胸郭が軽く挙上するのが確認できる程度にバッグを押す

⑦人手がある場合や一人でうまくできない場合は、二人法を試みる

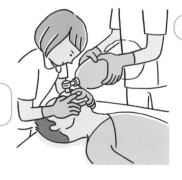

スタッフ❶：バッグを押す

スタッフ❷：気道を確保し、マスクを確実に当てる

文献 | 1）American Heart Association：BLSプロバイダーマニュアル　AHAガイドライン2020準拠. シナジー, 東京, 2021.

経皮的ペーシングの設定（ペーシングレート・強度など）はどのように決めるの？

A ペーシングレートは60〜80回/分で開始します。ペーシング強度は0mAより開始し、徐々にペーシング強度を上げて、ペーシング閾値を測定します。それより、2mA高い出力に設定します。

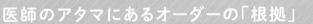

医師のアタマにあるオーダーの「根拠」

徐脈を改善させる経皮的ペーシング

経皮的ペーシング（体表ペーシング）は、症状を伴う重篤な徐脈性不整脈に対して、循環動態改善のために緊急で実施されます。電気刺激をパルス状に発生させ、その電気を胸部に貼布したパッドを通して体外から伝えることで、心臓を収縮させ、徐脈を改善させます。

重症低体温（代謝の低下による生理的な徐脈であり、心室細動を引き起こしやすいた

め）および、意識があり循環動態が安定している患者に対しては禁忌です。

徐脈の定義

一般的に、徐脈は心拍数が1分間に60回未満と定義されています[1]。

徐脈で緊急治療の対象となるのは患者の状態が不安定で、その徴候の原因が徐脈の場合です。ただし、房室ブロックは例外であり、症候の有無に関係なく緊急治療の対象となる場合があります。

▼ 徐脈の原因

①急性冠症候群	②高・低カリウム血症
③洞不全症候群	④房室ブロック
⑤薬剤性	⑥神経原性ショック

▼ 経皮的ペーシングの手順

Step 1 除細動器の心電図電極と除細動パッドを貼る Q31

Step 2 除細動器の電源を入れ、心電図をモニタリングする

Step 3 覚醒患者では鎮痛、鎮静薬を投与する

Step 4 ペーシングレート（❶）を60〜80ppmに設定する（デマンドが基本、電気メス干渉があるならフィックス）

Step 5 ペーシング強度（出力、❷）を0mAとしてスタートボタン（❸）を押す

Step 6 ペーシング強度を徐々に増やし、画面でペーシングスパイクの波形を確認する

Step 7 捕捉波形（ペーシングスパイク直後の幅の広いQRS）を確認する

Step 8 大腿部または橈骨動脈でモニター上の心拍数が一致することを確認する

Step 9 安全閾を確保するため、ペーシング電流を2mA程度増やす

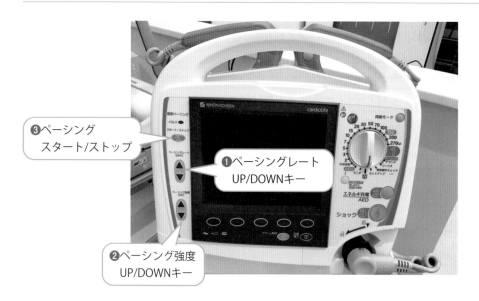

❸ペーシング
　スタート/ストップ

❶ペーシングレート
　UP/DOWNキー

❷ペーシング強度
　UP/DOWNキー

ケアにつなげる！

徐脈患者への対応

徐脈の対応アルゴリズムを示します。

① 気道、呼吸、循環および意識状態などの全身状態の観察と評価を行い、患者の状態が安定か不安定かを判断します。不安定を示唆する症候は以下です。

・症状：意識状態の悪化、失神、持続する胸痛、呼吸困難など

・徴候：血圧低下、ショックの所見（冷汗、末梢冷感、尿量減少、意識障害）など

② 不安定な徐脈と判断した場合は、酸素を投与して静脈ルートを確保します。

③ 次は治療となります。徐脈の原因を探しながら、緊急治療を行います。徐脈の主な原因は前述の通りです。

④ 緊急治療は、①アトロピン、②経皮的ペーシング、③カテコラミン投与（アドレ

138

▼ 徐脈への対応アルゴリズム

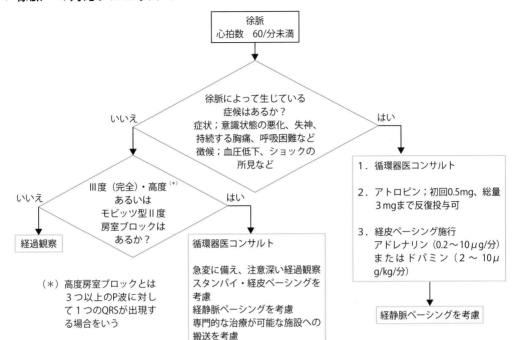

日本蘇生協議会監修：JRC蘇生ガイドライン2015. 医学書院，東京，2016：93. より許諾を得て転載

ナリン、ドパミン）、④経静脈ペーシング、があります。

⑤ 不安定な徐脈でなくとも、房室ブロックがある場合は注意深い経過観察をします。12誘導心電図を記録し、2度房室ブロック、高度房室ブロック、完全房室ブロックの有無を確認します。該当する場合は、急に不安定な状態に陥ることがあるため、経皮的ペーシングを行える態勢を整えながら、循環器科医に診察を依頼します。

（会田健太）

文献 ┃ 1）日本蘇生協議会監修：JRC蘇生ガイドライン2015. 医学書院，東京，2016.

原因不明の意識障害では、何を根拠に指示が出されるの?

A 意識障害は原因の鑑別以前に、まず気道、呼吸、循環の評価・管理を優先して、それぞれの根拠をもとに対応します。

おさえておきたい知識

意識障害には、「意識レベルの低下」と「意識変容」があります。意識変容とは、まるで夢を見ているようであったり、錯乱していたり、不穏や興奮している状態を表します。

意識レベルの低下は、①大脳皮質の広範な障害（通常両側性）、②上行性網様体賦活系（狭義には中脳〜視床）の障害、③ ①と②両者、④心因性のいずれかが原因となり生じます。

意識変容は、①大脳皮質の広範または局所的障害、②心因性により生じます。例えば、急性脳症、非けいれん性てんかん重積状態、脳卒中、中枢神経系感染症、薬剤性、心因性などが原因です。

医師のアタマにあるオーダーの「根拠」

原因不明の意識障害への対応

意識障害の原因がわからない場合、簡易血糖検査、血液検査、心電図、頭部CT検査、頭部MRI検査、脳血管撮影、髄液検査、脳波検査などを行ったものの、明らかな異常を認めないケースが多いです。診断がつかなければ治療が困難となるため、原因不明の意識障害に対して診断をつけるには、本人または家族への問診と継続的な診察が重要となります。

現病歴と既往歴、内服歴および検査所見から原因を絞り込むことができるため、その疾患に出現する感度および特異度の高い症状に応じた指示が出されます。

発症時の状況、意識障害の持続時間、および経過（回復過程など）について、病歴聴取を行います。

意識障害の患者は、バイタルサインの変容に注意しなければなりません。身体診察においてはABCDE（A：気道、B：呼吸、C：循環、D：中枢神経系、E：体温）の評価と診療

を同時に行います。

意識障害で生じる症状への対応

意識障害が原因で経過中に起こる症状の例としては、意識障害に伴う舌根沈下（気道閉塞）があれば、ただちに用手気道確保（側臥位などへの体位変換や下顎挙上法、頭部後屈－あご先挙上法など Q53）を行います。また、嘔吐物、気道異物による気道閉塞では、体位変換や吸引で誤嚥を防ぎます。増強する頭痛、繰り返す嘔吐、急激なレベル低下、瞳孔不同（一側の瞳孔散大 Q48）がみられる場合、頭蓋内圧亢進症状を疑います。

ベッドサイドではこれらに注意し、観察しなければなりません。また、意識障害をさらに進行させたり、例えば喀痰の排泄不足で窒息など他の要因をきたすことがないような管理が求められるため、以下の症状に応じた指示が医師から出されます。

1. 気道・呼吸の管理

実際に気道、呼吸の管理としては、自発呼吸の有無、呼吸の様式に注意します。

呼吸数5回/分以下では補助呼吸が必要となります。グラスゴーコーマスケール（GCS）8点未満、咽頭反射の消失では気管挿管の適応です。ただちに医師を呼ばなければなりません。脳細胞障害および脳浮腫の進行をきたしてしまう低酸素血症を避けるために、動脈血酸素飽和度（SpO_2）＞95％、動脈血酸素分圧（PaO_2）＞80mmHgを管理目標とします。

特に意識障害における呼吸は、SpO_2の値だけでなく換気障害についても注意する必要があります。気道閉塞の有無、自発呼吸（努力呼吸の有無）について評価することも忘れてはいけません。動脈二酸化炭素分圧（$PaCO_2$）≧60mmHgで意識障害をきたしてい

る可能性もあります（＝CO_2ナルコーシス）。高炭酸ガス血症では、脳灌流量増加により頭蓋内圧が亢進し、脳血流が低下して細胞障害が起こり、脳浮腫の増悪がみられるため、厳密な管理が必要です。

2. 循環の管理

循環については、脳血流に影響を及ぼす因子を把握しておく必要があります。脳灌流圧、PaO_2、$PaCO_2$を管理し、脳局所細胞代謝を悪化させないようにします。

初期診療における管理目標では、頭部外傷合併例を参考にすると収縮期血圧（SBP）＞120mmHg、平均動脈圧（MAP）＞90mmHg、脳灌流圧（CCP）＞60～70mmHg、ヘモグロビン＞10g/dLがめやすとなります。

意識障害の進行で緊急性があるのはGCS 8点以下またはGCSが2点以上急速に低下する場合、瞳孔不同、拡大した瞳孔側で対光反射の消失や麻痺の進行、血圧上昇や徐脈をきたすクッシング現象であり、これらの症状では頭蓋内圧の亢進や脳ヘルニア徴候を疑うため、ベッドサイドでの継続的な観察が必要です Q48。

3. 体温の管理

体温管理では、異常高体温が脳組織を直接損傷するので、42.0℃以上の体温上昇は避けなければなりません。一方、低体温では体温低下に伴い脳血流が低下し、体温1℃低下とともに脳血流が6％低下するといわれます。

＊

これらのことを根拠に指示が出されます。意識障害は鑑別以前に気道、呼吸、循環の評価・管理を優先して対応しましょう。

（中村俊貴）

気管切開の準備で、なぜ医師によって指示が異なるの?

A 気管切開術には、外科的切開と経皮的切開の方法があります。原疾患、施行場所、術者などの要因により施行方法が選択され、準備が異なります。

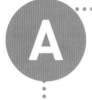

おさえておきたい知識

気管切開術とは

気管切開術のメリットは、気管挿管と比較して、①カニューレの刺激が少なく、長期留置に適している、②気管までの距離が短く、喀痰が吸引しやすい、③死腔が少なく、ガス交換率に有利、④気道抵抗が少なく、呼吸流量を増やせる、⑤日常生活での制約が少ない、などがあります。

気管切開術はベッドサイドでも施行可能な手術手技ですが、施設、術者により、施行場所(ベッドサイドや手術室など)が異なります。また外科的気管切開術(手術切開)と経皮的気管切開術の方法があります[1]。

医師のアタマにあるオーダーの「根拠」

気管切開前の共通手技

心電図、血圧、SpO_2、カプノグラフィなどのモニタリングを準備します。

体位は仰臥位で肩下に枕を入れ、頸部伸展位をとります。十分な触診を行い、正中部、甲状軟骨、輪状軟骨、気管軟骨、胸骨上切痕を指標に切開線をマークします。このときCT画像なども確認しながら、総頸動脈や腕頭動脈の走行に注意します。口腔内や気管内の喀痰吸引も行っておきます。

皮膚消毒後に滅菌ドレープをかけ、マキシマルバリアプリコーション下で十分な局所麻酔を行います。

外科的気管切開術の方法

外科的基本器具を用います。気管切開の手順は大筋では同じですが、細かい血管の結紮

▼ 外科的切開の位置

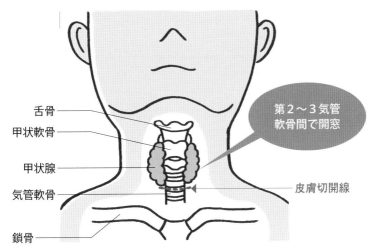

舌骨
甲状軟骨
甲状腺
気管軟骨
鎖骨

第2〜3気管
軟骨間で開窓

皮膚切開線

に電気メスを用いるか、結紮するかは術者の好みが分かれます。組織の剥離についても同様です。最近は電気メスを用いることが増えつつありますが、事前に術者に結紮糸の太さなどを含め、確認しておくことがよいでしょう。

皮膚切開した後、皮下組織を剥離します。前頸静脈を結紮し、広頸筋、胸骨舌骨筋、胸骨甲状筋を正中で剥離します。甲状線を露出し、必要があれば狭部を切開し左右に分けます。気管壁に到達したら、注射針で穿刺し空気が吸引されることで気管内であることを確認します。第2〜3気管軟骨間で気管を開窓します。気道熱傷を避けるため、電気メスの使用を避けるか、吸入気酸素濃度（F_1O_2）を可及的に下げます。逆U字型にフラップを形成することが多く、糸をかけて保持することもあります。開窓後はただちにカニューレを挿入します。フラップと皮膚の縫合や、皮膚切開部の縫合方法は、術者により異なります。

経皮的気管切開術の方法

製品化された専用キットを用いますが、術中に外科的切開を要する可能性もあるため、外科的基本器具も用意しておきます。

皮膚切開した後、鉗子などで気管前面の組織を十分剥離します。切開部位からやや尾側に向けて注射筒を接続した外套針で気管を穿刺します。空気を吸引し、針先端が気管内に到達したことを確認し、気管支鏡補助下でガイドワイヤを挿入します。迷入していないことを確認し、ダイレーターで穿刺孔を十分に拡張した後にガイドワイヤーに沿ってカニューレを挿入し、ガイドワイヤーを抜去します。

気管切開後の共通手技

カニューレ挿入直後に、胸郭挙上や換気量、カプノグラフィ、聴診所見から気管内に留置されていることを確認し、カニューレをヒモでしっかりと固定します。

胸部X線で適切な位置に留置されていることを確認します。

喀痰による窒息やカニューレの迷入による皮下気腫の出現、出血などにも注意します。

（谷野雄亮）

▼ 気管切開術の流れ

```
              ┌─────────────────────────────┐
              │           事前準備            │
              │ ・既往歴などの確認           │
              │ ・出血傾向の確認             │
              │ ・画像評価（CT・超音波診断装置） │
              │ ・気管切開手段の決定         │
              └─────────────────────────────┘
              ┌─────────────────────────────┐
              │        気管切開前の共通手技        │
              │ ・モニター装着（心電図・血圧・SpO₂・カプノグラフィ） │
              │ ・体位調整（肩枕・頸部伸展位）  │
              │ ・触診と気管切開部の確認     │
              │ ・マキシマルバリアプリコーション │
              │ ・十分な局所麻酔            │
              └─────────────────────────────┘
        ┌────────────┐          ┌────────────┐
        │ 外科的気管切開術 │          │ 経皮的気管切開術 │
        └────────────┘          └────────────┘
              ┌─────────────────────────────┐
              │        気管切開後の共通手技        │
              │ ・カニューレ挿入の確認（視診・聴診・カプノグラフィ） │
              │ ・カニューレの固定          │
              │ ・胸部X線の確認            │
              └─────────────────────────────┘
```

松島久雄：緊急気道確保：器具と外科的処置 ③気管切開. 日臨麻会誌 2014；34：624. より引用

外科的・経皮的気管切開術のどちらを選択するかは、以下のような条件による

・術者が慣れているかどうか
・環境要因：外科的気管切開術が施行できないときに、経皮的に行う場合がある（慣れている術者がいない、スタッフの人数が少ない、など）
・患者要因：短頸で外科的に切開するスペースがない、肥満で気管到達まで深い場合は経皮的を選択する場合がある

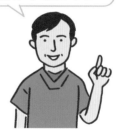

文献 │ 1）松島久雄：緊急気道確保：器具と外科的処置 ③気管切開. 日臨麻会誌 2014；34：622-626.

気管カニューレ交換時に、なぜ2種類のサイズを準備するの?

A 気管切開術後の早期では切開孔が閉じやすく、また、定期交換時は孔の閉鎖に向けてカニューレを小さくしていく場合があるため、小さいサイズもあるとよいでしょう。

 ### 医師のアタマにあるオーダーの「根拠」

術後早期の交換時：気管切開術の合併症

気管切開の合併症として、出血、皮下・縦隔気腫、カニューレの閉塞・位置異常、気管損傷、感染などが挙げられます。その発生頻度に関して、外科的切開では術中・術後出血や感染が、経皮的切開ではカニューレの迷入が多いとされています[1]。

また体動、体位変換、ベッド移動時などで、カニューレが偶発的に抜けてしまうこともあります。気管切開術後早期では、何らかのトラブルでカニューレが抜去された後、数時間で気管切開孔が閉じてしまうことがあります。そのため、元のサイズよりも小さいサイズを選択せざるを得ません。術後早期の交換時には、2種類のサイズを準備したほうがよいでしょう。

定期の交換時：気管切開孔の閉じ方

下記の条件を満たせば、気管切開孔を閉じることができます[2]。

①喉頭と気管内に著明な狭窄・閉塞がない

②気管孔またはスピーチカニューレの発声弁を閉鎖し、擬似的な生理的呼吸経路で呼吸困難感の出現や血中酸素飽和度の著明な低下を認めない

③嚥下障害がない

④経口的に自己排痰ができる

状態をみながら定期交換の際にカニューレのサイズを徐々に小さくしていき、孔も小さくすることで、カニューレ抜去時の自然閉鎖が容易になります。定期の交換時にも、2種類のサイズを準備したほうがよいでしょう。

ケアにつなげる！

気管カニューレの使い分け[3]

　気管カニューレは一般に、単管と複管に分けられます。気管切開直後の急性期や、意識障害などがあり発声が見込めない場合は、単管を選択します。人工呼吸器離脱後に発声が見込める場合には、複管を選択します。複管は単管と比べ同じ内径であれば外径が太くな

るため、単管から複管に入れ替える際に抵抗があれば、小さいサイズを選択します。

　そのほか特殊な気管カニューレに、ダブルサクションカニューレ、移動式フランジ機能付きカニューレ、カフなしカニューレ、スピーチカニューレなどがあります。

（谷野雄亮）

▼ 気管カニューレの種類

単管
・気管切開直後や発声が見込めない場合に選択

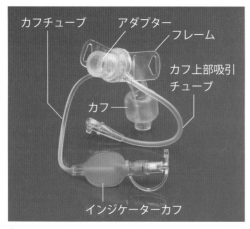

- カフチューブ
- アダプター
- フレーム
- カフ上部吸引チューブ
- カフ
- インジケーターカフ

複管
・人工呼吸器離脱後に発声が見込める場合に選択

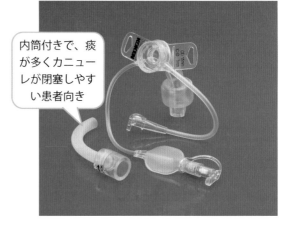

内筒付きで、痰が多くカニューレが閉塞しやすい患者向き

©2021 KOKEN CO., LTD.
（画像提供：株式会社高研）

▼ 特殊な気管カニューレ

ダブルサクションカニューレ	・カフ上部だけでなく、チューブ内部に貯留した分泌物も吸引できる
移動式フランジ機能付きカニューレ	・主に頸部が膨張し、通常の気管カニューレの長さでは留置困難な場合や、深く挿入する場合に挿入長を調整して用いられる
カフなしカニューレ	・人工呼吸器による呼吸管理が必要なくなり、誤嚥リスクの低い場合に用いられる
スピーチカニューレ	・人工呼吸器離脱後の発声訓練を行う際に用いられる

文献
1）松島久雄：緊急気道確保：器具と外科的処置 ③気管切開. 日臨麻会誌 2014；34：622-626.
2）西村剛志, 折舘伸彦：喉頭・気管切開手術　気管孔閉鎖術. JOHNS 2019；35：1227-1232.
3）荒田晋二：え？知らないの？気管・気管切開チューブ. INTENSIVIST 2019；11：592-601.

心肺停止蘇生後なのに、なぜ100%酸素を投与しないの?

A 高濃度酸素の長期投与により、患者の神経学的予後が悪くなる可能性があるからです。

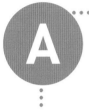 医師のアタマにあるオーダーの「根拠」

心肺停止蘇生後の酸素投与

心肺停止の診断は、「①深昏睡、② 自発呼吸消失、③頸動脈(乳児は上腕動脈)拍動消失、④心電図モニター上、心静止(asystole)、心室細動(VF)、無脈性心室頻拍(pulse-less VT)または無脈性電気活動(PEA)の4項目による」とされています[1]。

心肺停止に陥ると重要臓器に血流が流れなくなり、臓器が酸素欠乏に陥り、未治療のまま放置すると死に至ります。酸素欠乏が問題であるなら、心肺停止蘇生後の患者にはでき

▼ **心肺停止蘇生後における酸素濃度の設定**

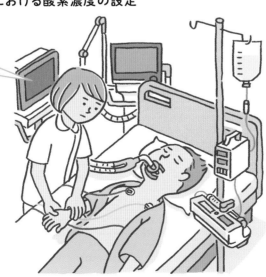

SpO$_2$ 94〜98%
血液ガス分析で
PaO$_2$ 75〜100Torr
をめやすとする

るだけ高濃度の酸素を投与したほうがよいと考えられます。

実際の診療では、呼吸状態が安定しない状態では高濃度の酸素を投与します。しかし呼吸状態が落ち着いてくれば、動脈血液ガス分析の結果などをみながら酸素濃度や流量を調節して、可能な限り室内気に近づけます。

酸素濃度が高いままだとリスクがある

一般に高濃度酸素の長期投与により、細胞障害が起こることが知られています。それにより気道粘膜や肺胞が障害されて、呼吸不全に陥る可能性があります。

心肺停止蘇生後においても、同様に高濃度酸素吸入が患者の予後に悪影響を及ぼすというデータがあり、退院時の神経学的予後の増悪に関連していたという論文が発表されています[2]。

研究では自己心拍再開後に人工呼吸器管理をされた患者の、蘇生後1時間後と6時間後のPaO_2を測定し、$PaO_2 > 300mmHg$の群を酸素分圧高値群として定義して、その後の予後を比較しています。

対象となった280人の患者のうち、105人（38％）が$PaO_2 > 300mmHg$の群でした。退院時の神経機能低下は、対象の70％の患者で認めましたが、高濃度酸素曝露がある患者は、ない患者と比較してその率が12％高かったという結果がでました。高濃度酸素曝露が有意に神経機能の低下と関連していました。またそれぞれのPaO_2群を比較したところ、神経学的予後の転帰不良との関連は$PaO_2 < 300mmHg$以上で始まったと報告されています。

心肺停止蘇生後の患者に対する高濃度酸素投与をテーマにした報告のメタ解析が2014年に行われています[3]。それぞれの報告の不均一性はあるものの、高濃度酸素投与に対する曝露には明らかな利点がなく、院内死亡率の増加と相関している可能性があると指摘しており、PaO_2を適切にモニタリングし酸素投与を慎重に調整する必要があるとしています。

ケアにつなげる！

動脈血液ガス分析を定期的に行うことで医師は酸素投与量を調節しますが、より患者のケアを細やかに行う看護師のほうが、PaO_2の変化に早く気づけることがあります。

PaO_2の値を確認後、医師に酸素投与量の調節を提言できると、より質の高い看護につながります。

（島村亮助）

文献

1）日本救急医学会：日本救急医学会ホームページ 医学用語解説集「来院時心肺停止」.
https://www.jaam.jp/dictionary/dictionary/word/0112.html（2021.5.10.アクセス）

2）Roberts BW, Kilgannon JH, Hunter BR, et al. Association Between Early Hyperoxia Exposure After Resuscitation From Cardiac Arrest and Neurological Disability: Prospective Multicenter Protocol-Directed Cohort Study. *Circulation* 2018；137(20)：2114-2124.

3）Wang CH, Chang WT, Huang CH, et al. The effect of hyperoxia on survival following adult cardiac arrest: A systematic review and meta-analysis of observational studies. *Resuscitation* 2014；85(9)：1142-1148.

意識レベルが悪いのに、なぜ抜管する患者としない患者がいるの?

A 人工呼吸器の離脱が可能で、なおかつ抜管に耐えうると判断されれば、意識レベルが悪くても早期抜管するほうが患者にとって有益だからです

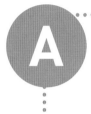 医師のアタマにあるオーダーの「根拠」

人工呼吸器離脱の基準

人工呼吸器管理を長時間行うことは、人工呼吸器関連肺炎(VAP)、人工呼吸器関連肺損傷(VALI)、副鼻腔炎、気道損傷、深部静脈血栓症(DVT)、せん妄などのリスクを上昇させます。また呼吸器管理そのものが患者予後に対して独立したリスク因子であり、全身状態が安定しているのであれば早期の離脱が望ましいとされています[1]。

人工呼吸器を離脱するためには、自発覚醒トライアル(SAT)と自発呼吸トライアル(SBT)を行います。SATでは鎮静薬を中止または減量し、自発的に覚醒が得られるかを約30～240分間観察して評価します。SBTでは人工呼吸器の設定を最小限にして患者が自力で呼吸できるか評価します。約30～120分間SBTを行い、呼吸パターンやガス交換、循環動態、本人の自覚症状を評価して、問題

なければSBTクリアと判断します。

SAT、SBTを行うめやすとして以下が挙げられます[2]。

・原疾患のコントロールがついている
・意識レベルが保たれている(自発呼吸がある)
・循環動態は安定している(昇圧薬の使用なし、あるいは最小限)
・酸素化が保たれている($F_1O_2 \leqq 40～50\%$かつPEEP5～8cmH_2Oで$PaO_2 > 60$mmHg)

以上の点において問題ない場合にSAT、SBTを行い、人工呼吸器離脱が可能かどうか評価します。

こうして人工呼吸器離脱が可能である患者において抜管を検討します。

抜管の基準と意識レベル

自力で呼吸できて人工呼吸器による補助が不要でも、気道確保ができなければ意味がありません。舌根沈下があったり、咳嗽が弱く

喀痰を排出できなかったり、上気道狭窄があったりすると、空気の通り道が障害される可能性があります。そのため、抜管のためには以下の点を評価します。

- 自力で気道確保できる
- 上気道閉塞がない
- 気道分泌物を喀出できる

抜管の際の意識レベルに関しては明確な基準はありませんが、ガイドラインではGCS＞8点を推奨しています。ただし意識が保たれていても従命が入らない場合（認知症患者など）は、覚醒していれば抜管を検討できる場合があります。

また頭部外傷患者ではGCS＜8であったと

▼ 安全スクリーニング基準と中止基準

ABCDE バンドル内容	安全スクリーニング基準 （各トライアルを実施しない基準）	成功 / 失敗基準
覚醒トライアル spontaneous awakening trial （SAT）	1）活動的な痙攣 2）アルコール離脱症状 3）筋弛緩薬 4）ICP上昇のコントロール 5）ICP＞20mmHg 6）ECMOを受けている 7）24時間以内のMI 8）RASS＞2	1）5分以上 RASS＞2 2）5分以上 SpO$_2$＜88% 3）5分以上呼吸回数＞35回 / 分 4）急性の不整脈 5）ICP＞20mmHg 6）HR＜55回 / 分。呼吸補助筋の使用。奇異呼吸、冷汗、呼吸困難感のうち2つ以上
自発呼吸トライアル spontaneous breathing trial （SBT）	1）慢性的な人工呼吸器への依存 2）SpO$_2$＜88% 3）F$_I$O$_2$＜50% 4）PEEP＞10cmH$_2$O 5）ICP＞20mmHg 6）ICPをコントロールするために人工呼吸管理を受けている 7）24時間以内のMI 8）血管作動薬の増量 9）吸気努力の欠如	1）5分以上呼吸回数＞35回 / 分 2）呼吸回数＜8回 / 分 3）5分以上 SpO$_2$＜88% 4）ICP＞20mmHg 5）精神状態の変化 6）急性の不整脈 7）呼吸補助筋の使用。奇異呼吸、冷汗、呼吸困難感のうち2つ以上
早期離床 / 運動 early exercise mobility	1）RASS＜−3 2）F$_I$O$_2$＞0.6 3）PEEP＞10cmH$_2$O 4）2時間以内の血管作動薬の増量 5）24時間以内のMI 6）新たな抗不整脈薬の投与 7）運動を制限する治療を受けている（ECMOやopen abdomen management：開腹のまま） 8）運動の禁忌となるような外傷（不安定な骨折など）	1）症状を伴った血圧の低下 2）5分以上HR＜50または＞130回 / 分 3）5分以上呼吸回数＜5または＞40回 / 分 4）5以上収縮期血圧＞180 mmHg 5）5分以上 SpO$_2$＜88% 6）著明な呼吸器との非同調 7）患者さんの苦痛 8）新たな不整脈やMI 9）気道デバイスの問題や抜管の心配がある場合 10）膝をついてしまう場合

ECMO：経皮的な心肺補助装置（血液を体外に取り出して血液の酸素化を行う治療）
F$_I$O$_2$：呼吸酸素濃度、HR：心拍数、ICP：頭蓋内圧、MI：心筋梗塞、SpO$_2$：経皮的動脈血酸素飽和度

Balas MC, Vasilevskis EE, Olsen KM, et al. Effectiveness and safety of the awakening and breathing coordination, delirium monitoring/management, and early exercise/mobility bundle. *Crit Care Med* 2014；42(5):1024-1036，，道又元裕監修，剱持雄二編：基礎からはじめる鎮痛・鎮静管理マスター講座〜せん妄予防と早期離床のために〜．南江堂，東京，2015：107．より引用

しても追視あり、飲み込み反射あり、年齢<40であれば抜管失敗リスクは高くなかったという報告があります[1]。

したがってSBTをクリアし、抜管後も気道閉塞するリスクが低ければ、意識レベルが清明でなくても抜管を行うことができます。

ケアにつなげる！

不必要に挿管期間を長引かせないことは、患者自身のストレス軽減につながります。抜管すると経口摂取やリハビリテーションなど、できることの幅が広がるため、退院や転院に向けて患者も目標をもつことができます。

なにより、会話が可能となることで医療者とのコミュニケーションが容易となり、訴えを直接聞けるので、診療方針も決めやすくなります。

看護師が積極的に覚醒を促すことが、早期抜管のカギの1つともいえるでしょう。

（島村亮助）

文献
1）平岡栄治, 則末泰博, 藤谷茂樹編：重症患者管理マニュアル. メディカル・サイエンス・インターナショナル, 東京, 2019：307-314.
2）田中竜馬：Dr.竜馬の病態で考える人工呼吸管理. 羊土社, 東京, 2018：253-268.

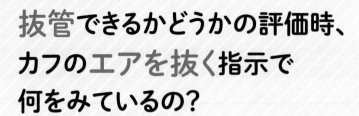

抜管できるかどうかの評価時、カフのエアを抜く指示で何をみているの？

A カフのエアを抜くことで、上気道狭窄を評価できます。

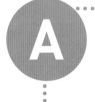

医師のアタマにあるオーダーの「根拠」

カフリークテストの目的と方法

上気道狭窄の有無を評価する方法の1つにカフリークテストがあります。これは、気管チューブのカフのエア（Air）を抜いて、空気のリーク（漏れ）があるかを調べる試験です。

気管チューブの外径よりも患者の気道のほうが太ければ、カフを抜くことで気管チューブの外側を通って空気が漏れるはずです。逆に、リークがなければ上気道（カフよりも上）に閉塞があることの間接的証拠になります。

しかし、どれくらいリークが少なければ気道狭窄があるといえるのか、その判定基準は決まっておらず、正確性も報告によってまちまちです。カフリークテストでリークがなくても、問題なく抜管することができる場合もあります。

▼ カフリークテストの方法

①人工呼吸器の設定をVCVに設定する
②カフのエアを抜いた後に、6回の換気を行い、呼気量を測定する
③少ないほうから3回分の呼気量の平均値を計算する
④設定吸気量と平均呼気量の差を計算し、カフリーク量とする
⑤カフリーク量＜110mLの場合は、上気道狭窄を起こす可能性がある

テストを行うときは、カフ上部吸引をして、カフ圧計を準備しておこう

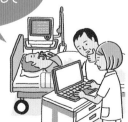

▼ カフリークテストのイメージ

カフが膨らんだ状態	カフが脱気した状態
・空気は挿管チューブ内腔を通る	・患者の気道が挿管チューブより太ければ、空気はチューブの外側を通る

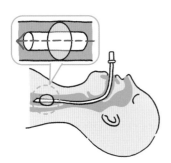

カフのエアを抜くと…

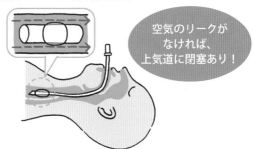

空気のリークがなければ、上気道に閉塞あり！

ケアにつなげる！

カフリークテストが失敗した場合

　カフリークテストが失敗した場合は、喉頭浮腫の可能性もあるため、治療が必要です。喉頭浮腫の予防や治療は、人工呼吸器装着中に行うべきです。

　カフリークテスト失敗の場合、ステロイドを抜管8時間前に投与開始します。また、抜管後の喉頭浮腫を軽減するために、アドレナリンネブライザーを使用することがありますが、その場合は不整脈や高血圧に注意します。また、上気道狭窄の評価をするために、抜管前に喉頭鏡や気管支鏡を用いて観察することがあります。再挿管困難の恐れがある場合は、チューブエクスチェンジャー（気管チューブ交換用カテーテル）を用いることもあります。

（三井太智）

▼ カフリークテスト失敗時のステロイド投与

①抜管予定の8時間前に、メチルプレドニゾロン（20mg）点滴静注
②4時間ごとに同量を反復し、計3回（60mg）点滴投与
③3回目の投与後に抜管

大下慎一郎：抜管. 清水敬樹編, ICU実践ハンドブック改訂版, 羊土社, 東京, 2019：77. より引用

▼ 気管チューブ交換用カテーテル（一例）

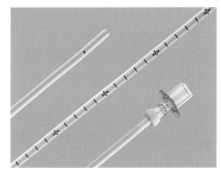

（画像提供：クックメディカルジャパン合同会社）

文献
1）田中竜馬：Dr.竜馬の病態で考える人工呼吸管理. 羊土社, 東京, 2014：315.
2）岡元和文総監修：CRITICAL CARE GUIDELINES 重症患者 診療指針. 総合医学社, 東京, 2020：436-438.

患者によってPEEPを高くしたり低くしたり……。なぜ設定指示が変わるの?

A 肺胞を広げなければならない場合は、PEEPを高くします。PEEPによる肺への傷害が懸念される状況や、PEEPが必要ない状況であれば低く設定します。

 おさえておきたい知識

 PEEPとは

呼気終末陽圧(PEEP)とは、文字通り、呼吸の呼気(息を吐く)の終わりにかかる陽圧(圧力をかけるという意味)のことです。PEEPの役割を理解するには、酸素化が悪くなる原因について知る必要があります。

低酸素になる原因とは

「先生! SpO_2が低いです!」と伝える場面は、病棟でよく見かけますね。"SpO_2が低い"とは、つまり患者の酸素化が悪いということですが、酸素化が悪くなる原因がイメージできているでしょうか?

酸素は肺胞から取り込まれ、それが肺胞と接する血管から血液に溶け込み、血液中のヘモグロビンと結合します。この状況のことを"酸素化される"といいます。この呼吸により空気が取り込まれ、肺胞に空気が届いて、そ

こから空気中の酸素が血流に乗る一連の流れが正常にはたらくことで酸素化がなされることになります。

酸素化が悪くなるということは、この一連の流れのどこかが障害されると起こります。

これをメカニズムとして分けると、肺胞に空気が届きにくい状況か、肺胞から血流に酸素が届かない状況のいずれかが生じると、酸素化が悪くなります。それぞれの状況でPEEPが必要となる場面があるので、これから説明していきます。

肺胞に空気が届きにくい状況

1. 機械的な閉塞による場合

空気が届きにくいということは、気管やさらに口側のところでの機械的な閉塞が原因となることが多いです。具体的には、喉頭が閉じてしまう急性喉頭蓋炎や悪性腫瘍(喉頭がんなど)や気管異物はイメージしやすいと思

います。また、気管が狭くなってしまう状況もあり、気管支喘息発作やCOPD増悪では、気管支平滑筋の収縮などにより、気管が細くなることで空気が届きにくくなります。

これらは空気の通りが悪くなる原因の除去（異物や閉塞の原因の解除、気管支を拡張させるなど）によって空気が通りやすくなり、酸素化が改善します。

2. 肺・胸郭のコンプライアンスが低下した場合

また、肺が広がりにくくなると、肺胞には空気が届きにくくなります。肺が広がりにくくなる場合には、大きく分けると、①肺自体が硬くて広がりにくくなる場合と、②肺の外側である胸郭が硬くなることで、肺が広がることができなくなる場合があります。この肺が硬くなることを“肺のコンプライアンス低下”といい、胸郭が硬くなることを“胸郭のコンプライアンス低下”といいます。肺や胸郭の広がりやすさのことをコンプライアンスといいます。

肺胞のコンプライアンスは、ゴム風船のゴムの厚みとして考えるとイメージしやすいと思います。コンプライアンスが高い肺胞は、ちょっとの空気を入れただけで膨らむゴムの薄い風船で、コンプライアンスが低い肺胞は、少しの空気を入れただけではなかなか膨らまない、ゴムが厚い風船と考えるとよいと思います。

ここまで述べてきた状況が、肺胞に空気が届きにくくなる状況ということができます。

肺胞から血流に酸素が届かない状況

肺胞から血流に酸素が届かない状況は、大きく分けると、①拡散障害、②シャント、③V/Qミスマッチが挙げられます。といわれてもピンと来ませんよね？これからそれぞれを説明しますが、このような状況のときに低酸素血症が生じます。

1. 拡散障害

肺胞とそれに接する肺の毛細血管との間には間質という結合組織（コラーゲンなどがある組織）が挟まっています。肺胞に到達した酸素は、この間質を経由して毛細血管へ酸素分圧の差を利用して移動します。この移動を拡散といいます。

間質に水分が入ることや線維組織の増大などにより分厚くなり、肺胞と毛細血管との距離が遠くなることにより、酸素の移動が起こりにくくなることで、血液中の酸素濃度が低下する状態を拡散障害といいます。代表的な疾患としては、間質性肺炎が挙げられます。

▼ 風船でイメージする肺胞の状態

・風船のゴムが分厚いと、それだけ勢いよく、かつ持続的に空気を送り込まないと風船は膨らまない

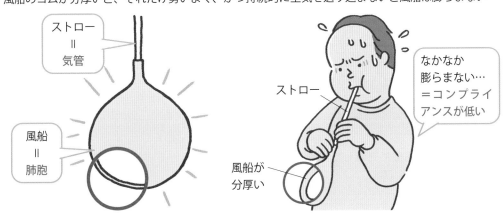

ストロー ＝ 気管

風船 ＝ 肺胞

ストロー

なかなか膨らまない… ＝コンプライアンスが低い

風船が分厚い

2. シャント

　肺胞からのガス交換がされないまま血流が素通りしてしまう状態のことをシャントといいます。たとえば、肺胞内に液体（喀痰や滲出液）が充満してしまい、肺胞から血流にガスが通らない状況がシャントの状態と言えます。代表的な病状としては呼吸窮迫症候群（ARDS）や重症な心不全が挙げられます。

▼ 拡散障害のイメージ

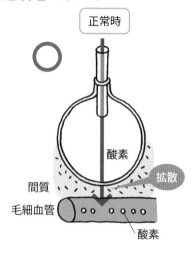

・肺胞内の酸素は、間質を通って毛細血管から血流に溶け込む

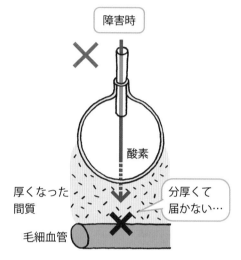

・間質が厚くなると、酸素が毛細血管まで届きにくくなり、酸素が血流に入りにくくなる

▼ シャントのイメージ

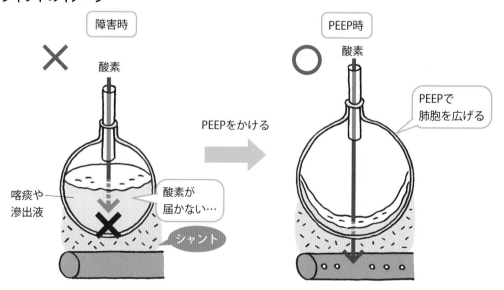

・喀痰や滲出液で充満した肺胞には、酸素が届かない

・PEEPをかけることで、肺胞を広げて酸素の届くスペースをつくり、酸素化の改善を図る

3. 換気血流不均等（V/Qミスマッチ）

ちょっと難しい言葉ですが、空気の量と血流量の釣り合いが取れず、うまくガス交換ができない状態を、換気血流不均等（V/Qミスマッチ）といいます。

正常な肺では、肺胞に通る空気と肺胞のそばを通る血流の割合が釣り合っているので、効率的にガス交換が行えます。しかし、肺炎などの何らかの病気があると、肺胞に空気はあるけれど、血流が少ない部分や、逆に空気は少ないけれど、血流が多い部分ができます。こういった、空気と血流のバランスがくずれていることで、うまくガス交換が行えない状態が起こります。

▼ **V/Qミスマッチのイメージ**

a. 正常時	b. 障害時	c. 障害時

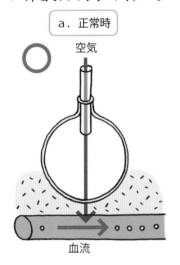 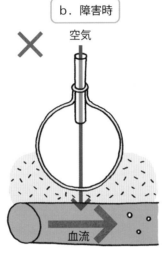 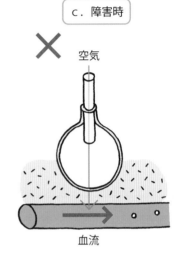

・空気と血流のバランスが保たれている
この状態が正常な肺の状況で、効率よくガス交換が行える

・血流が多すぎて、それに見合う酸素の量ではないため、十分な酸素が血流に届かない

・肺胞が小さくなり、空気の量が少なくなってしまうため、血流に酸素が十分届かなくなる

V/Qミスマッチ

 PEEPをかける

それぞれの状態でPEEPにより肺胞を広げることで、血流と空気のバランスを正常に近づけて、ガス交換の効率を改善させる

医師のアタマにあるオーダーの「根拠」

PEEPが効きやすい状況を考える

具体的にPEEPが効く状況は、持続的な肺胞への圧によって、肺胞を広げることでガス交換の効率が改善する状態です。つまり、ここまで述べた状況としては、肺胞が広がりにくい状況、シャント、V/Qミスマッチが PEEPの効く状態となります。

一方で、気管の狭窄や拡散障害ではPEEP が効きません。気管の狭窄では狭窄の解除、拡散障害では間質を薄くする治療を行うか、投与する酸素濃度を上げることで、血流に酸素が届きやすくすることが必要です。これらの状況は肺胞を広げることではガス交換の状態改善はできません。

ここまで述べてきたように、患者の病態によってPEEPをかけるべき状態かを判断して、高いPEEPとするか、PEEPが低くても問題ないかを判断しています。

ただし、高い圧力をかけることで肺自体が傷ついてしまい、気胸をつくってしまったり、圧力が原因で肺の炎症を増強することも知られているので、肺の傷害が懸念される場合にはあまりPEEPをかけられないこともあります。

ARDSネットワークという米国の研究グループが、吸入気酸素濃度（F_1O_2）とPEEPの関係の表を出しています。F_1O_2に合わせてPEEPを設定するためのものですがこれも参考程度に見ておくとよいでしょう。

患者の病態にあわせて設定する

PEEPは、肺胞を広げるべき状況の時にはしっかりと高いPEEPをかけ、肺胞を広げてもガス交換効率が改善しない病態と考えられる場合には低いPEEPで管理します。ただし、高いPEEPによって肺が傷害されるような状況が予想される場合には、PEEPがかけられないこともあります。

（平山　優）

▼ F_1O_2とPEEPの関係

F_1O_2 (%)	PEEP
100	18～24
90	14～18
80	14
70	10～14
60	10
50	8～10
40	5～8
30	5

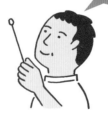

臨床では患者の状態によって、これとは異なる設定になる場合も多いため、あくまでも参考にとどめておきましょう

The Acute Respiratory Distress Syndrome Network. Ventilation with lower tidal volumes as compared with traditional tidal volumes for acute lung injury and the acute respiratory distress syndrome. *N Engl J Med* 2000；342：1301-1308. より引用

文献

1）田中竜馬：Dr.竜馬の病態で考える人工呼吸器管理. 羊土社, 東京, 2014.

2）The Acute Respiratory Distress Syndrome Network. Ventilation with lower tidal volumes as compared with traditional tidal volumes for acute lung injury and the acute respiratory distress syndrome. *N Engl J Med* 2000；342：1301-1308.

鎮静薬の投与を中止しても、すぐに覚醒する患者となかなか覚醒しない患者がいるのはなぜ？ 覚醒しないのに「経過観察」の指示で問題はないの？

A 鎮静薬の作用時間は、
患者背景（年齢、既往など）や、
鎮静薬の種類により異なります。

事例紹介

①医師「弥陀空夢さん、検査終わりました。観察室でお休みください」
　患者「ありがとうございましたzzz…」

②看護師「弥陀空夢さん、お部屋に帰りますよ」
　看護師「大変！　他の患者さんはいつも1時間後には元気なのに、呼びかけに反応しないし、舌根沈下してる！　早くCTとらなきゃ！　先生〜！」
　　医師「不整脈や抗凝固薬の内服もなく脳卒中のリスクはきわめて低いので、枕の位置を調整してもう少し様子をみてみましょう」

③患者「あぁもう終わったんですか、ありがとうございました」

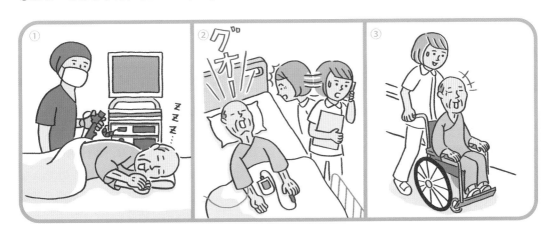

医師のアタマにあるオーダーの「根拠」

　鎮静薬の投与を終了しても、すぐ覚醒する患者と、なかなか覚醒しない患者がいるのはなぜでしょうか。生理学的側面と薬理学的側面から考えてみましょう。

鎮静の影響―生理学的側面から

　一般的に、高齢者や全身状態のよくない患者は、鎮静の影響が長時間持続する傾向にあります。

1. 高齢の患者

　高齢者では加齢変化として肝動脈、門脈血流量は30〜40％低下し、腎血流も50％程度低下するという報告もあり、肝臓で代謝される薬物、腎臓で代謝される薬物の双方でその排泄が遅延します。これらの変化は個人差が大きいとされ、フレイル（加齢に伴うさまざまな機能の低下により、疾病や身体機能に対する脆弱性が増し、要介護になる可能性が高い状態）の強い患者や複数の既往歴がある患者では、特に効果の遷延に注意する必要があります。

2. 全身状態のよくない患者

　同様に肝不全、腎不全を呈しているような全身状態のよくない患者では、各臓器の機能低下から薬剤の排泄が遅延し、その効果が遷延します。また、高齢者では鎮静薬に対する脳の感受性が増大しており、健常成人の半分以下の投与量で意識消失したという報告[1]もあります。鎮静薬が排泄されにくく、かつ効きやすい状態になっているので、その効果が遷延する傾向にあります。

鎮静の影響―薬理学的側面から

1. 半減期の長い薬剤

　半減期という言葉を聞いたことがあると思います。鎮静薬にもそれぞれ半減期があり、通常、持続投与すると半減期の4〜5倍程度の時間で定常状態に達します。血中薬物の消失にも同じ時間を要しますので、半減期の長い薬剤による鎮静が行われていた場合は、その効果が遷延します。特にミダゾラムは、全身状態の悪い患者では半減期が延長することが示されており、少量から投与していくことが重要です。

2. 分布容積が大きい場合

　投与された薬剤はその種類により、血中だけでなく脂肪や各組織に特異的に分布します。血中だけでなく組織に移行しやすい薬剤は分布容積が大きく、定常状態に達するまで長時間を要します。

　重症患者では血管透過性が亢進し、通常血管内を中心に分布する（分布容積が小さい）薬剤でも、血管外に分布するように（分布容積が大きく）なります。したがって、血管透過性が亢進しているような重症病態の患者では、想定されるよりも分布容積が増大し、薬剤の血中濃度が低下するのに時間を要するようになります。

ケアにつなげる！

　ICUや内視鏡検査、手術など、患者に鎮静を要する場面は多数あります。しかし、これらの場面でも医師・看護師ともに多忙で、「静かで動かない患者」が好まれることがあります。したがって、不要な鎮静や副作用が出現するほどの高用量での鎮静が行われる可能性があります。

　鎮静が過剰になった場合、時計を巻き戻すことはできません。「過ぎたるは猶及ばざるが如し」です。一気に鎮静を行うのではなく、薬剤の作用がピークに達する時間を意識しながら、段階的に鎮静を深めていくことが

重要です。

「あれ、鎮静薬の量が多いな」と感じた場合

は、ぜひ医師にそれを伝えてください。

（下山京一郎）

▼ よく使われる鎮静薬とその半減期

薬剤名	ミダゾラム	プロポフォール	デクスメデトミジン
商品の一例	ドルミカム®	ディプリバン®	プレセデックス®
	（画像提供：丸石製薬株式会社）	（画像提供：アスペンジャパン株式会社）	（画像提供：ファイザー株式会社）
半減期	約4時間	約50分＊＊	約2時間

＊呼吸循環抑制のある薬剤のため、製品を使用する際は添付文書を確認し、麻酔や集中治療に習熟した（専任）医師が薬剤の薬理作用を正しく理解したうえで、患者の全身状態を注意深く継続して監視すること（ミダゾラム、プロポフォールは内視鏡検査においては適応外）
＊＊単回投与のデータ

文献
1）Jacobs JR, Reves JG, Marty J, et al. Aging increases pharmacodynamic sensitivity to the hypnotic effects of midazolam. *Anesth Analg* 1995；80（1）：143-148.

Part
2

病棟別／ICU

人工呼吸器をつけている患者を歩かせるよう指示があったけれど、危険ではないの？

A 十分な鎮痛が行われていれば、人工呼吸器装着下で歩いてもらうことは筋力低下を防ぐのに有効であり、むしろ推奨されています。

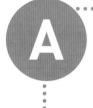

おさえておきたい知識

人工呼吸器とは

　人工呼吸器とは、酸素を投与するだけでは自分の身体の中の酸素を維持できなくなった患者や、呼吸器をするのに疲れてしまって人工呼吸器による補助がないと呼吸ができなくなった患者に対して用いる機械で、ICUでは必須といえます。

人工呼吸器の装着は刺激が大きい

　人工呼吸器の回路を装着するには、患者に気管挿管という処置が必要になります。気管挿管とは気管のなかに細い呼吸をするためのチューブを挿入することであり、このチューブが患者にとってかなりの刺激となります。どのくらいの刺激かというと、皆さん唾液が誤って気管のなかに入って、むせこんだ経験

はないでしょうか？　それくらいの刺激が長期間患者に与えられることになります。想像してみると、つらいですよね。

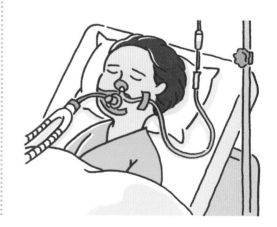

人工呼吸器装着中に生じる合併症

前述したように、人工呼吸器装着中は患者に強い刺激が加わることになります。そこで、患者にはフェンタニルなどのオピオイドで鎮痛を行うわけです。十分量の鎮痛を行っても患者の口に挿入されたチューブへの不快感が消えない場合、プロポフォール、ミダゾラムなどで鎮静を行う場合があります Q 62。

しかし、近年このような鎮静を行うことが患者にとって、肺炎の合併症を増やしたり、その他の有害事象を生むことがわかってきました。その１つに、患者にずっと眠ってもらうことによって起こる筋力低下があります。これは特に患者が重症であればあるほど顕著であり、呼吸筋や四肢の筋肉が急激に萎縮して、筋力が低下してしまいます。

このことから、現在は患者を必要以上に寝かさずになるべく起きてもらう、積極的にリハビリテーションをしてもらう、といったICU管理が要求されているわけです。

リスクのない範囲で積極的に動いてもらう

人工呼吸器装着中は、筋肉が落ちないように危険のない範囲で、積極的に動いてもらうことが現在の診療の主流になります。そこで患者の状態にもよりますが、十分な鎮痛でチューブの気管への刺激を適切に抑えられている前提であれば、人工呼吸器装着下で歩いてもらうことは筋力低下を防ぐのに有効であり、むしろ推奨されることになるのです。

*

以上のように、人工呼吸器を装着したからといって患者を寝かせたままにするのは間違いです。しっかりとした鎮痛を行って積極的に動いてもらいましょう。

（三浪陽介）

Part
2

病棟別／ICU

▼ 人工呼吸器装着中のリハビリテーション

注意ポイント
・バイタルは安定しているか？ ・人工呼吸器回路が引っ張られていないか？ ・点滴・ドレーンなどの抜去はないか？

実施時の体制
・付き添いスタッフは看護師でなくてもよいが、３名程度で行うことが望ましい ・人手が足りない場合は、挿管チューブが引っ張られて抜去したり、折れ曲がって閉塞するなどの気道緊急や転倒のリスクになるため実施しない

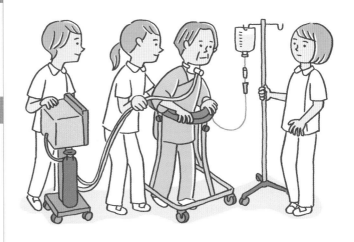

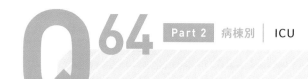

Part 2 病棟別 ｜ ICU

ダイアモックス®の投与指示が出るのは、どのようなとき？

 呼吸性アシドーシス、代謝性アルカローシスの是正のために投与します。

医師のアタマにあるオーダーの「根拠」

アセタゾラミド（ダイアモックス®）は、緑内障に対する眼圧低下、てんかん発作の抑制、メニエール症候群の改善、月経前緊張症の緩和などに使用される薬剤です。ICUでは、主に下記に示す2つの目的で使用されています。

呼吸性アシドーシスの改善

アセタゾラミドには炭酸脱水酵素抑制作用があります。炭酸脱水酵素とは何でしょう。簡単にいうと、CO_2とHCO_3^-を相互変換する（$H_2O + CO_2 \rightleftarrows H_2CO_3 \rightleftarrows H^+ + HCO_3^-$）ことにより血液や組織の酸塩基平衡を保ち、組織からCO_2を運び出すものです。

ヒトの身体から産生されるCO_2は20％がヘモグロビンと結合して運搬されていますが、その多くはこの酵素により炭酸（H_2CO_3）に変換され、血漿中でH^+とHCO_3^-に変換されます。HCO_3^-は肺でCO_2となり呼気に放出されます。HCO_3^-が生成されると、尿細管から

のNa^+再吸収を促進し、H^+を尿中に排泄させることとなりますが、これを抑制することで、肺胞中のHCO_3^-の尿中排泄を増加させるとともにH^+を増加させて意図的に代謝性アシドーシスを起こします。増加したH^+により呼吸中枢が刺激されて換気量が増大し、低酸素・炭酸ガス換気応答が改善されます。これにより血中O_2が増加、CO_2は減少し呼吸性アシドーシスが改善するというしくみです。

また、肺気腫におけるアセタゾラミドには保険適用があります。DIABOLO studyでは、COPDで呼吸性アシドーシスに加えて代償性代謝性アルカローシスがある患者にアセタゾラミドを投与して、人工呼吸器装着期間を減らせるか、と検討されていましたが、残念ながら有意差はみられませんでした[1]。

呼吸性アシドーシスの改善を全例に期待することは難しいので、症例が限られるかもしれません。

▼ 炭酸脱水酵素抑制作用のはたらき

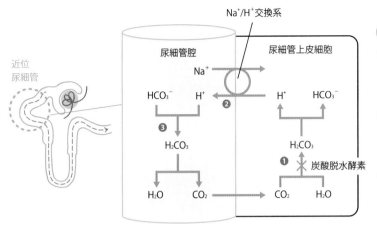

Na⁺/H⁺交換系

近位尿細管

尿細管腔　　　　尿細管上皮細胞

アセタゾラミドの作用

❶：炭酸脱水酵素の阻害
→HCO_3^- ＋ H^+ ⇄ H_2CO_3反応抑制
→尿細管上皮細胞でH^+が減少

❷：尿細管上皮細胞のH^+減少
→Na⁺/ H⁺交換系：抑制
→Na⁺の再吸収：抑制

❸：尿細管腔でのH^+減少
→HCO_3^-とH^+の反応抑制
→HCO_3^-の尿中排泄：増加

代謝性アルカローシスの改善

　代謝性アルカローシスになる原因としてよく目にするのは、頻回な嘔吐や利尿薬の使用、頻呼吸によるものかと思います。

　ICUではどうしても輸液が嵩んでしまい、体液過剰に傾く患者が多いです。そこで私たちは利尿薬、特にNa利尿作用が強いループ利尿薬のフロセミド（ラシックス®）を使用します。フロセミドによりNa利尿が増加することで、遠位尿細管や集合管へのNa負荷が大きくなるため、特に集合管ではNa⁺の再吸収と交換でK⁺とH⁺の尿中排泄が増加し、低

カリウム血症や代謝性アルカローシスを誘発します（各種利尿薬が腎臓のどの部位にはたらきかけるかは Q13 ）。代謝性アルカローシスは呼吸中枢の抑制、心拍出量の低下などをきたします。

　ここでアセタゾラミドの出番です。近位尿細管で炭酸脱水酵素を阻害することで、尿中HCO_3^-の排泄を増加させ、酸塩基平衡を酸性側に傾けます。フロセミドでアルカレミア（アルカリ血症）になるぶんを拮抗してくれるのです。

（米山沙恵子）

Part
2

病棟別／ICU

文献　1）Faisy C, Meziani F, Planquette B, et al. DIABOLO Investigators. Effect of Acetazolamide vs Placebo on Duration of Invasive Mechanical Ventilation Among Patients With Chronic Obstructive Pulmonary Disease: A Randomized Clinical Trial. *JAMA* 2016；315（5）：480-488.

Q65 Part 2 病棟別 | ICU

ショックの患者で、なぜ腹腔内圧を測定するよう指示が出るの？

A 大量輸液の影響で腹腔内圧が上昇し、腹部コンパートメント症候群に陥ることが知られています。
逆に、ショックの原因として腹腔内圧上昇が影響していることがあるからです。

医師のアタマにあるオーダーの「根拠」

腹腔内圧の上昇は早期発見がカギ

腹腔内圧（IAP）は、いわゆる「腹部が緊満している状態」を客観的な値を使用して表現したものです。通常、集中治療を受けている患者のIAPは5～7mmHgとされ、≧12mmHgが持続する状態は腹腔内圧上昇（IAH）と定義されています。IAPの値により重症度が分類されており、IAHが進行するとその影響は臓器に及び、IAHの著明な上昇とそれに関連した新たな臓器障害をきたした状態が、腹部コンパートメント症候群（ACS）です[1]。

IAHを起こしやすい病態は、腹部手術、熱傷、外傷、膵炎、大量輸液投与、腸閉塞、腹腔内感染、気腹症、腹腔内出血が挙げられます[2]。ACSに移行した患者の死亡率は高く30%以上に至ることもあり、早期にIAHを発見し対処していくことが重要です。

IAHがもたらす心血管系への影響

IAHは、動脈系の血流障害と静脈系の還流障害をもたらし、全身へ影響します。

下大静脈を圧迫することで、各種臓器からの静脈還流量が減少します。横隔膜が挙上し胸腔内圧が上昇することで、肺血管抵抗が増加し、右心系の後負荷が増加するとともに、右心系への静脈還流量が減少します。また血管が圧迫されることで末梢血管抵抗、左心系の後負荷も増加し、結果として心拍出量は減少し、組織の末梢循環障害を引き起こします。

IAHを解除することにより、循環動態が安定することがあります。

ケアにつなげる！

腹腔内圧の測定

　IAPの推定方法として、腹部の周囲長が使用できるか検証した研究では十分な相関関係は得られず、腹囲の増減から推測するのは難しいとされています。一般的には膀胱内圧の測定値が代用されます。測定手順は図のとおりですが、生理食塩液の膀胱内注入が多すぎないように注意が必要です。

　その他には、胃内圧や下大静脈圧の代用、腹腔内に直接穿刺して圧を測定する方法などもありますが、侵襲的であり感染リスクや静脈血栓症の危険性もあることから、世界腹部コンパートメント症候群学会（WSACS）においても膀胱内圧測定を標準的な方法として推奨しています。

（谷野雄亮）

▼ WSACSによる腹腔内圧の測定手順（膀胱内圧測定法の場合）

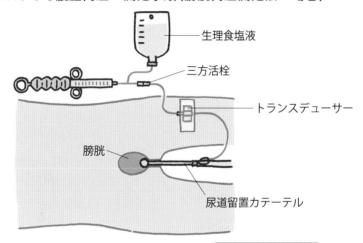

- 生理食塩液
- 三方活栓
- トランスデューサー
- 膀胱
- 尿道留置カテーテル

①単位はmmHgとする（1 mmHg＝1.36cmH$_2$O）
②呼気終末時に測定する
③仰臥位で行う
④中腋窩線上の腸骨稜の位置をゼロ点とする
⑤生理食塩液の膀胱内注入は最大で25mLとする
　（20kgまでの小児の場合は1mL/kg）
⑥注入直後は膀胱の排尿筋を収縮させるため、注入後30～60秒待ってから測定する
⑦腹壁が弛緩した状態で測定する

> **POINT**
> 過剰な量を注入すると正確に測定できないとされている[3]

文献

1）Kirkpatrick AW, Roberts DJ, De Waele J, et al. Intra-abdominal hypertension and the abdominal compartment syndrome: updated consensus definitions and clinical practice guidelines from the World Society of the Abdominal Compartment Syndrome. *Intensive Care Med* 2013; 39: 1190-1206.

2）An G, West MA. Abdominal compartment syndrome: a concise clinical review. *Crit Care Med* 2008; 36: 1304-1310.

3）Malbrain ML, Deeren DH. Effect of bladder volume on measured intravesical pressure: a prospective cohort study. *Crit Care* 2006；10（4）：R98.

大動脈解離患者の術後に、なぜスパイナルドレーンを挿入する指示があるの?

A 脊髄虚血による両下肢の麻痺(対麻痺)の予防・治療の目的があるからです。

おさえておきたい知識

脊髄虚血が起こるしくみ

大動脈解離の手術で最も重篤な合併症の1つに脊髄虚血による両下肢の麻痺(対麻痺)があります Q47。大動脈解離の続発症として、対麻痺は約4%に発症するといわれています[1]。

脊髄下部は、下行大動脈から直接分枝している肋間動脈や腰動脈から血液を供給されており、下行大動脈の解離によって肋間動脈や腰動脈が狭窄または閉塞することで脊髄虚血が起こります。特に胸髄は虚血に弱いため、虚血になると対麻痺が生じます。

また、手術中の大動脈遮断時間が長いことや、術中・術後の血圧低下なども脊髄虚血の原因となります。術後観察で気をつけるべき点は遅発性に起こる脊髄虚血で、術後3日間は特に注意が必要です。

脊髄虚血が起こるとなぜ対麻痺になるのか

脊髄下部への血液供給を図に示します。

脊髄は後ろ(背中側)1/3の領域を2本の後脊髄動脈が血液を供給しているのに対し、前(腹側)2/3の領域は1本の前脊髄動脈のみのため、脊髄の腹側で虚血が起きやすく、脊髄腹側には運動神経領域があるため運動障害(対麻痺)が起こります。1本の前脊髄動脈が脊髄前方を左右ともに栄養しているため、麻痺は左右下肢に及び対麻痺となります。

▼ 脊髄下部への血液供給

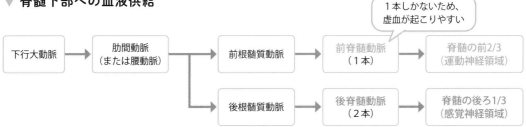

```
下行大動脈 → 肋間動脈      ┌→ 前根髄質動脈 → 前脊髄動脈 → 脊髄の前2/3
             (または腰動脈)                    (1本)      (運動神経領域)
                          └→ 後根髄質動脈 → 後脊髄動脈 → 脊髄の後ろ1/3
                                            (2本)      (感覚神経領域)
```

> 1本しかないため、
> 虚血が起こりやすい

▼ 脊髄の断面と対麻痺

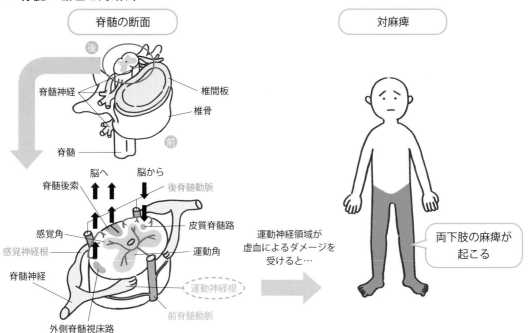

脊髄の断面

脊髄神経
椎間板
椎骨
脊髄
脳へ　脳から
脊髄後索
後脊髄動脈
皮質脊髄路
感覚角
感覚神経根
運動角
脊髄神経
運動神経根
前脊髄動脈
外側脊髄視床路

対麻痺

運動神経領域が
虚血によるダメージを
受けると…

> 両下肢の麻痺が
> 起こる

Part
2

病棟別／ICU

医師のアタマにあるオーダーの「根拠」

スパイナルドレーンを挿入して
脳脊髄液圧を下げる

　スパイナル（腰椎）ドレーン挿入の目的は、脳脊髄液を体外に排出させることで、脳脊髄液圧を下げることです。通常は第3腰椎と第4腰椎の間、もしくは第4腰椎と第5腰椎の間からくも膜下腔を穿刺し、頭側に向けてドレーンを挿入します。

　脳脊髄液圧を下げることで脊髄への血流が増え、脊髄虚血を予防します。また、脊髄虚血の治療として挿入される場合もあります。

脳脊髄液圧を調整する

　脊髄への血流を増やすためには、脊髄灌流圧を上げる必要があります。脊髄灌流圧は平均動脈圧から脳脊髄液圧を引いた式で表すことができます。

脊髄灌流圧＝平均動脈血圧−脳脊髄液圧

　つまり脳脊髄液圧を下げることで、脊髄灌流圧が上がります。

　脳脊髄液圧を5〜15cmH$_2$O、排液量を5〜20mL/時で設定し、排液量に応じて脳脊髄液圧の目標値を調整します。

▼ スパイナルドレナージシステム

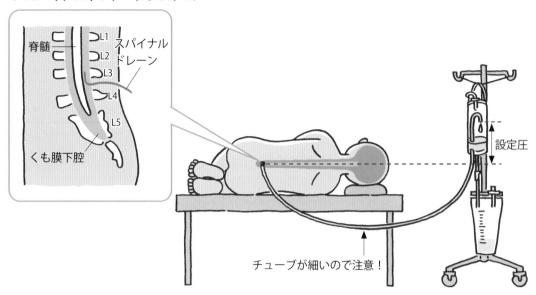

脊髄
L1
L2
L3
L4
L5
スパイナルドレーン
くも膜下腔
設定圧
チューブが細いので注意！

ケアにつなげる！

スパイナルドレーンを行う術後指示の一例を下記に示します。

- ベッド上安静とし、外耳孔の高さで0点を合わせる
- 脳脊髄液圧を10cmH$_2$Oで開始し、2時間ごとに排液の量、性状、液面移動および拍動を観察
- 排液量が5〜20mL/時となるように、5〜15cmH$_2$Oの範囲で調節（調節は医師の指示による）

（鈴木彰二）

▼ ドクターコールの基準

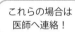

- 排液量の急激な増減（40mL/時以上、あるいは排液なし）
- 排液の性状変化（無色透明から血性や混濁などへの変化）
- 液面移動・拍動がない

これらの場合は医師へ連絡！

文献

1）日本循環器学会，日本心臓血管外科学会，日本胸部外科学会，他編：2020年改訂版 大動脈瘤・大動脈解離診療ガイドライン，2020.
https://www.j-circ.or.jp/cms/wp-content/uploads/2020/07/JCS2020_Ogino.pdf（2021.5.10.アクセス）

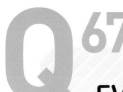

EV1000など
血行動態モニターが必要なのは、
どのような患者?

A 厳重な輸液管理や心機能の密な
チェックを要するような循環不全の状態に
ある重症な患者に使うことが多いです。

事例紹介

60代、体重60kgの男性。

尿路感染症による敗血症性ショックで挿管、人工呼吸器管理のうえで入院した。

とある夜勤、今まで昇圧薬で何とか安定していた血圧が下がり始め70/40mmHgと低い。頻脈ではあるけれど、心房細動などの不整脈はなし。輸液したらいい？　昇圧薬を増やす？　患者の近くにはEV1000が置いてあるが見方がわからない……。どうしたものかと医師にコールした。

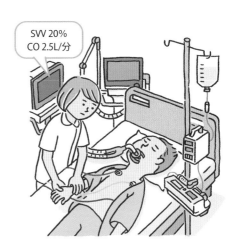

> SVV 20%
> CO 2.5L/分

医師のアタマにあるオーダーの「根拠」

　事例で挙げた症例は敗血症性ショックを例にしていますが、ICUに入室するくらい循環動態が不安定になる病態として、心肺停止蘇生後、出血性ショック、熱傷、重症呼吸不全などが挙げられます。

　看護師の皆さんは患者の血圧が下がったときに、輸液を負荷投与するのか、昇圧薬をフラッシュするのか迷いながら医師をコールす

るときがあると思います。そのような場合、循環動態が不安定な患者のそばには必ず循環モニタリングのための機器が付いているはずです。例えば、図のようなモニターを見たことがあるでしょうか。これはフロートラックシステム（体外式連続心拍出量測定用センサー）の一例で、EV1000クリティカルケアモニターです。

▼ **フロートラックシステムのモニター（一例）**

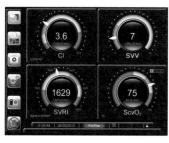 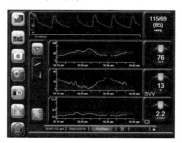

・EV1000クリティカルケアモニター
（画像提供：エドワーズライフサイエンス株式会社）

　動脈留置カテーテルにフロートラックセンサーを接続することで、モニター上で心拍出量（CO）、1回拍出量（SV）、1回拍出量変化（SVV）など、そのときの血行動態が把握できます。ただし、SVVは心房細動や期外収縮が多発する場合、自発呼吸では信頼性が確立されていないため、参考値としてトレンドをみていくのがよいでしょう。

　例えば、SVVは1回拍出量の呼吸性変動をみる数値ですが、一般的には10〜13％が正常値といわれており、それ以上だと血管内脱水を疑います。この事例ではSVV20％という値が出ています。

　また、COは1分間に心臓から全身に送り出される血液量のことで、1回拍出量と脈拍で規定されます。健常成人で体重の7〜8％（体重50kgの人は3.5〜4.0L/分）とされていま

す。事例のモニターを見るとCO2.5L/分と低く出ています。

▼ **モニターに表示される数値の見方**

種類	正常値
CO（心拍出量）	4〜8L/分
SV（一回拍出量）	60〜100mL
SVV（一回拍出量変化）	10％以下
$ScvO_2$（中心静脈血酸素飽和度）	75％前後
CI（心係数）	2.5〜4.2L/分/m²
SVR（体血管抵抗）	800〜1,200 dynes/sec/cm⁵
SVRI（体血管抵抗係数）	1,700〜2,400 dynes/ sec/cm⁵m²

 ケアにつなげる！

　この事例では、敗血症性ショックによる血管内脱水が疑われ、輸液を250mL負荷投与したところ、著明に血圧、COは上昇、SVVは低下し、昇圧薬の追加投与はなく経過しました。循環動態の密なモニタリングを要する患者では、血行動態モニターを置くことでそのとき起きていることが数値で可視化されるのでとても便利です。

　また、フロートラックシステム以外にもさまざまな血行動態モニタリングデバイスがあ

ります。デバイスによって測定できる指標も異なるので、病態に応じたデバイスを選択します。

＊

　トレンドをみて、どこがどのように異常なのか理解したうえでコンサルトすると、医師も迅速に異常な病態に対応できてよいでしょう。

（米山沙恵子）

体温測定の際、なぜ腋窩ではなく膀胱で測る指示が多いの?

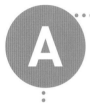

A 膀胱温度測定は侵襲度も低く、測定手技も個人差はありません。重症患者の体温変化に迅速かつ正確に気づくことができます。

 医師のアタマにあるオーダーの「根拠」

ICUでは深部体温を測定する

体温は、全身状態を把握するための重要な指標の1つです。重症患者の多いICUでは、低体温もしくは発熱に対して迅速な対応を求められることが多く、20〜70%のICU患者に発熱が生じることが知られています。そのため、より正確な体温測定が必要であり、環境温度に影響されやすい皮膚温度や腋窩温度に代表される表在体温よりも、中枢温（深部体温）の測定が好ましいと考えられます。

また、ICUに入室する患者の重症度評価のため、APACHE IIスコア（呼吸、循環、血液検査、意識〈GCS〉の12項目＋年齢、慢性疾患のスコア。スコアが大きいほど、入院中の死亡リスクが上がる）を使用することがあると思いますが、そのなかでも深部体温の項目が含まれます。

深部体温をどこで測定すべきか

米国感染症学会や米国集中治療医学会のガイドラインを鑑みると、現在の深部体温のゴールドスタンダードは血液温度です。測定のためにはスワンガンツカテーテルや肺動脈カテーテルなどの挿入が必要となりますが、患者への侵襲も強く、ICU患者全員に挿入されているわけではないので、ルーチンでの体温測定には不向きです。

そこで、血液温度のほかに信頼度が高い深部体温として知られている直腸温度、食道温度、膀胱温度の測定はどうでしょうか。直腸温度は温度変化に対する反応が遅く、糞便や直腸内ガスの影響を受けやすく、食道温度は温度変化に迅速ではありますが、専用プローブの挿入手技が人によってばらつきがあるため、正確に測定できているかが不明確です。また、どちらも患者の不快感が強く、長期留置には不向きです。膀胱温度は尿量の少ない

例では体温が不正確になることがあります
が、重症患者ではほぼ全例に尿道留置カテー
テルを挿入していることと、体温変化に迅速
であることから最も使いやすいのではないで
しょうか。

　真の深部体温と0.5℃程度の誤差があると
考えられていますが、侵襲や信頼度を考慮し
てICUでは膀胱温度測定がより確実で現実的
と考えられます。

＊

　「先生、この患者さん38.5℃なんですが、
解熱どうしますか？」などと医師へ質問する
だけでなく、発熱のトレンドやその他のバイ
タルサイン（血圧低下や頻脈など）も含めて問
い合わせてもらえると、チームとして病態な
どをディスカッションしやすくなるでしょ
う。

（米山沙恵子）

▼ 測定部位別・体温の分類

深部体温		表在体温	

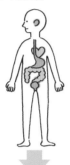

- ・血液温度
- ・鼓膜温度
- ・食道温度
- ・膀胱温度
- ・直腸温度

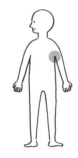

- ・皮膚温度
- ・腋窩温度

血液温度	○ガイドライン上は最も推奨 ×カテーテルの挿入が必要で高侵襲、ルーチンでの測定に不向き	
食道温度	○温度変化は迅速に反応 ×専用プローブの挿入手技のばらつきから、正確に測定できているか不明確 ×患者の不快感が強く、長期留置には不向き	臨床では 不向き
直腸温度	×温度変化に対する反応が遅く、直腸内容物の影響を受けやすい ×患者の不快感が強く、長期留置には不向き	
膀胱温度	○尿道留置カテーテルを挿入中であれば、体温変化に迅速に反応 ○侵襲も少ない ×尿量の少ない症例では、体温が不正確になることがある	確実で 現実的

▼ 温度センサー付き尿道留置カテーテル

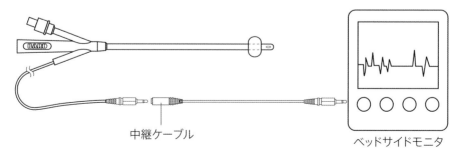

中継ケーブル

ベッドサイドモニタ

・尿道留置カテーテルとして挿入し、バルーンに付属のケーブルとベッドサイドモニターについている温度計測用ケーブルを
　接続すると膀胱温が表示される
（画像提供：株式会社メディコン）

高ナトリウム血症の患者で、なぜ輸液を5%ブドウ糖液(5%グルコース)に変更する指示が出るの?

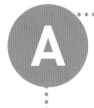

A 生理食塩液ではNaを含むため、Naを含まない5%ブドウ糖液で水分のみを補いたいからです。ただし、高ナトリウム血症を認めても、患者の循環血漿量が増加・減少しているかはわからないので、評価が必要です。

 ## 医師のアタマにあるオーダーの「根拠」

　血中ナトリウム(Na)の異常をみつけた場合のポイントは、短くまとめてしまうと、

① 身体にNaが過剰 or 少ない
② 身体に水分が過剰 or 少ない

のいずれか、上記の①②に尽きます。正確には①と②のバランスになります。

　すなわち、以下のような4パターンにまとめることができます。

・Na過剰＋水分過剰
　→ 高Na血症 もしくは 低Na血症
・Na過剰＋水分少ない
　→ 高Na血症　　　　　　質問のケース
・Na少ない＋水分過剰
　→ 低Na血症
・Na少ない＋水分少ない
　→ 高Na血症 もしくは 低Na血症

「Na過剰＋水分過剰」の場合

　これはNaを過剰に摂取し、さらに水分も大量に飲んでしまった場合です。

　例えば、そんな人がいるかはわかりませんが、醤油を瓶で一気飲みして、それからミネラルウォーターを一気飲みした人を想像してみましょう。この場合は、高Na血症と低Na血症のどちらにもなり得ます。というのも、血中Naは血液1Lあたりの濃度で表される(mEq/L)ので、血中Na増加よりも水分が増加した場合、濃度は希釈され低Na血症となります。

　一方、血中Na増加が水分の増加よりも大きかった場合は、高Na血症となります。このパターンでは高Na血症、低Na血症のどち

▼ Naと水分のバランスで考える高・低Na血症

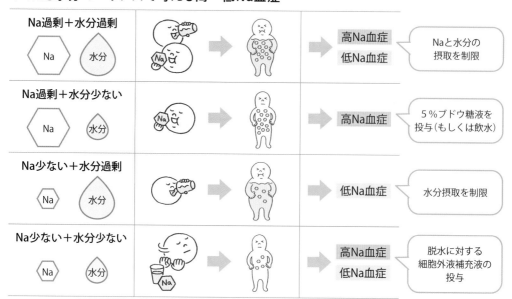

Na過剰＋水分過剰		高Na血症 低Na血症	Naと水分の 摂取を制限
Na過剰＋水分少ない		高Na血症	5％ブドウ糖液を 投与（もしくは飲水）
Na少ない＋水分過剰		低Na血症	水分摂取を制限
Na少ない＋水分少ない		高Na血症 低Na血症	脱水に対する 細胞外液補充液の 投与

らでも、結局はNaも水分も過剰な状態であるため、全身も浮腫がひどくなるはずです。治療としては、Naと水分が体外に排泄されるのを待つのが理にかなっており、Naと水分の摂取を制限します。

「Na過剰＋水分少ない」の場合

体内のNaが増加し、さらに体内の水分が少なくなるので、当然血中Na濃度は濃くなり、高Na血症を発症します。

この場合の治療は、水分のみを補わなければいけないので、Naが入っていない5％ブドウ糖液（5％グルコースともいう）を投与することが多いです。患者が水分を飲めるのであれば、普通に水分を飲んでもらってもよいでしょう。

「Na少ない＋水分過剰」の場合

この場合、体内のNaが減少し、さらに体内の水分が多くなるので、当然、血中Na濃度は低くなり、低Na血症を発症します。

治療としては、Naを投与すると水分に対して相対的にNaが過剰になるので、低Na血症は改善するとも考えられますが、身体の水分が過剰な状態でさらにNaを投与してしまうと、浮腫を助長してしまう可能性があるので、水分が自然に出てくるのを待つ、水分制限が望ましいでしょう。

「Na少ない＋水分少ない」の場合

これはNaも水分も欠乏しているパターンであり、飲まず食わずで倒れていたという高齢の患者に多いです。水分に対してNaが過剰であれば高Na血症、水分に対してNaが少なければ低Na血症を発症します。

治療としては、身体で高度の脱水を伴っている場合が多く、細胞外液補充液（乳酸リンゲル液、酢酸リンゲル液、重炭酸リンゲル液）の投与を行います。

＊

以上のように、Naと水分のバランスだと考えればシンプルです。ちなみにどのパターンでもNa濃度の急速補正は脳に不可逆性ダメージを残す可能性があるので危険です。補正はゆっくりと行うことが肝要です。

（三浪陽介）

ACLS	advanced cardiovascular life support	二次心肺蘇生法（アメリカ心臓協会が提供している蘇生コース）
ACP	advance care planning	アドバンス ケア プランニング
ACS	abdominal compartment syndrome	腹部コンパートメント症候群
ACTH	adrenocorticotropic hormone	副腎皮質刺激ホルモン
AHA	American Heart Association	アメリカ心臓協会
AKI	acute kidney injury	急性腎障害
AKIN	the Acute Kidney Injury Network	急性腎障害ネットワーク
APACHE IIスコア	acute physiologic assessment and chronic health evaluation II score	ICUなどで用いられる重症度評価基準の1985年改良版
ATN	acute tubular necrosis	急性尿細管壊死
AUC	area under the plasma concentration time curve	血中濃度-時間曲線下面積
BLS	basic life support	一次救命処置
BPS	behavioral pain scale	行動鎮痛スケール
CDC	Centers for Disease Control and Prevention	米国疾病管理予防センター
CO	cardiac output	心拍出量
COPD	chronic obstructive pulmonary disease	慢性閉塞性肺疾患
CPOT	critical-care pain observation tool	クリティカルケア疼痛観察ツール
CPR	cardiopulmonary resuscitation	心肺蘇生法
CSWS	cerebral salt wasting syndrome	中枢性塩類喪失症候群
DNAR	do not attempt resuscitation	蘇生を試みない
DVT	deep vein thrombosis	深部静脈血栓症
ECMO	extracorporeal membrane oxygenation	体外式膜型人工心肺
eGFR	estimated glomerular filtration rate	推算糸球体濾過量
ER	emergency room	緊急初療室
FENa	fractional excretion of sodium	ナトリウム排泄分画
F_iO_2	fraction of inspired oxygen	吸入気酸素濃度
FRS	face rating scale	表情評価スケール
GFR	glomerular filtration rate	糸球体濾過量
HBV	hepatitis B virus	B型肝炎ウイルス
HCV	hepatitis C virus	C型肝炎ウイルス
HIV	human immunodeficiency virus	ヒト免疫不全ウイルス
IAH	intra-abdominal hypertension	腹腔内圧上昇
IAP	intra-abdominal pressure	腹腔内圧
ICLS	immediate cardiac life support	蘇生教育コース（日本救急医学会）
ICU	intensive care unit	集中治療部

IIT	intensive insulin therapy	強化インスリン療法
IMN	ischemic monomelic neuropathy	運動感覚神経障害
JCS	Japan Coma Scale	ジャパンコーマスケール
KDIGO	Kidney Disease Improving Global Outcomes	国際的腎臓病ガイドライン機構
MAP	mean arterial pressure	平均動脈圧
MRSA	methicillin－resistant staphylococcus aureus	メチシリン耐性黄色ブドウ球菌
NPA	nasopharyngeal airway	鼻咽頭エアウェイ
NPPV	noninvasive positive pressure ventilation	非侵襲的陽圧換気
NRS	numeric rating scale	数値評価スケール
NSAIDs	nonsteroidal anti-inflammatory drugs	非ステロイド抗炎症薬
OPA	oropharyngeal airway	口咽頭エアウェイ
PE	pulmonary embolism	肺塞栓症
PEA	pulseless electrical activity	無脈性電気活動
PEEP	positive end-expiratory pressure	呼気終末陽圧換気
pulse-less VT	pulseless ventricular tachycardia	無脈性心室頻拍
RCT	randomised controlled trial	ランダム化比較試験
RIFLE	risk・injury・failure・loss・end stage renal disease	RIFLE（国際的統一診断基準）
RRT	renal replacement therapy	永続的な腎代替療法
SAT	spontaneous awakening trial	自発覚醒トライアル
SBT	spontaneous breathing trial	自発呼吸トライアル
sCr	serum creatinine	血清クレアチニン
SIADH	syndrome of inappropriate secretion of ADH	抗利尿ホルモン分泌過剰症
SSI	surgical site infection	手術部位感染
SV	stroke volume	1回拍出量
SVV	stroke volume variety	1回拍出量変化
TACO	transfusion-associated circulatory overload	輸血後関連循環過負荷
TDM	therapeutic drug monitoring	治療薬物濃度モニタリング
TENS	transcutaneous electrical nerve stimulation	経皮的電気神経刺激
TRALI	transfusion-related acute lung injury	輸血関連急性肺障害
VALI	ventilator-associated lung injuries	人工呼吸器関連肺損傷
VAP	ventilator-associated pneumonia	人工呼吸器関連肺炎
VAS	visual analog scale	視覚アナログスケール
VF	ventricular fibrillation	心室細動
VRS	verbal rating scale	口頭式評価スケール
VTE	venous thromboembolism	静脈血栓塞栓症

索引

179

医師のオーダーに関する？を根拠で解決
「先生、どうしてこの指示なんですか？」

2021年8月4日　第1版第1刷発行

編集　織田　順、佐伯　悦彦
発行者　有賀　洋文
発行所　株式会社 照林社
〒112-0002
東京都文京区小石川2丁目3-23
電話　03-3815-4921（編集）
　　　03-5689-7377（営業）
https://www.shorinsha.co.jp/
印刷所　共同印刷株式会社

検印省略（定価はカバーに表示してあります）
ISBN978-4-7965-2536-7
©Jun Oda, Etsuhiko Saeki /2021/Printed in Japan